やればできる！ やらねばならぬ！

歯科領域の院内感染予防対策

歯科医療従事者へのSuggestion 21

田口正博：著

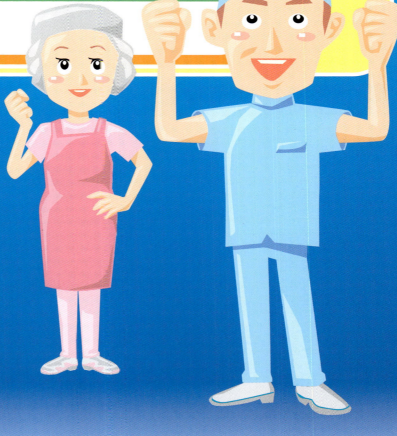

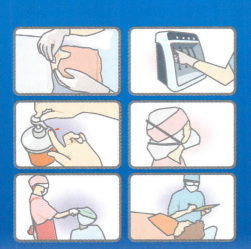

クインテッセンス出版株式会社　2017

Berlin, Barcelona, Chicago, Istanbul, London, Milan, Moscow, New Delhi, Paris, Prague, São Paulo, Seoul, Singapore, Tokyo, Warsaw

はじめに

　筆者が歯科大学を卒業し，小児歯科に入局したのは1970年代の半ばのこと．ほどなくして医局の先輩がB型肝炎に感染し，補綴科に残った同級生もB型肝炎に感染した．当初は口腔外科以外の診療科の医局員が，なぜ頻繁にB型肝炎に感染するのか疑問であった．しかしその疑問への解答は簡単なもので，通常の歯科医療における患者からの水平感染によるものであった．

　当時の歯科は，口腔外科以外（小児歯科・補綴科・保存科・歯周病科・矯正歯科など），診療時のグローブ装着はほぼ皆無なのが実情であった．また歯科診療室で患者ごとにグローブを交換した診療を実施すると，その費用だけで1か月10万円以上もかかった時代である．

　彼らは素手での診療のなかでB型肝炎患者の血液やその血液が混った唾液と接触し，感染したのである．その後も大学病院小児歯科において，患者ごとにグローブを交換していたのは教授と肝炎に罹患した先輩，そして筆者のみであった．

　このような状況のなか筆者は，感染予防対策の試行錯誤を繰り返し，経費面を可能なかぎり考慮した具体的な歯科医療における院内感染予防対策法を追及してきた．その間，1990年代には，アメリカのフロリダ州において「キンバリー事件」が発生し，歯科診療室での感染予防対策の必要性が求められるようになった．そして，2003年にはアメリカ疾病予防管理センター（CDC）から，より具体的な内容の「歯科医療現場における感染制御のためのCDCガイドライン」が発表された．

　筆者は歯科大学卒業から15年の歳月をかけて歯科医療における院内感染予防対策法を確立し，それからさらに15年をかけて確立したソフトに合わせたハードとしての新歯科診療室の開設を志し，実に30年を要し2006年，ついに日本で一番感染症対策を必要と思われる地域に院内感染予防対策に特化した歯科診療室を完成させることができた．

　また1992年から「歯科医療における滅菌と消毒の重要性」について著書や日本歯科医師会生涯研修セミナーや講演会などで訴え続けてきた．現状はその当時よりタービンハンドピースなどの切削器具の滅菌や感染対策の言葉が広く認知されるようになったと感じている．

　さまざまな歯科医院のHPをみると，感染対策を実施していることがアピールポイントの1つとなっているところも少なくない．残す課題は歯科医院全体のレベルアップである．そのために本書では，筆者のこれまでの知識と経験に基づき歯科医療従事者に実践していただきたい院内感染予防対策をChapter 1からChapter 7にまとめ，さらに各論として21のSuggestionに分けて，これを「歯科医療従事者へのSuggestion 21」とした．本書を読んでいただき，まず院長が院内感染予防対策の必要性と重要性を認識し，率先して対策に取り組む姿勢をもてば，スタッフは協力し，素晴らしい医療機関になることと思う．感染対策を徹底しようとすればするほど経費もかかり，手間もかかる．それに見合う価値を見い出せるか，歯科医療に誇りをもてるかであろう．そのためにも今後は学生時代からの歯科医療における感染制御に関する教育を，歯学部，歯科大学で徹底して実施してほしいと切に願う．医科大学には以前より感染制御学や手術部の講座が開設され，機能している．早急に歯科大学，歯学部における歯科感染制御学の講座の開設を望むところである．

　院内感染予防対策に特化した歯科診療室を建設してから10年，今回，歯科診療室における実践的で具体的な院内感染予防対策に関する書物を書く機会を得られたことを光栄に思い，本書が歯科領域における具体的な院内感染予防対策を実施する読者に，少しでも役に立つことを願う次第である．最後になったが，本書執筆に際してご協力をいただいた諸先生方，クインテッセンス出版株式会社会長の佐々木一高氏，社長の北峯康充氏および編集について，終始ご助言を賜った大塚康臣氏にお礼を申し上げる．

2017年3月
愛生歯科医院 院長
田口正博

推薦の辞

　日本歯科医師会の医療施設調査結果によれば，2014年10月1日現在の無床歯科診療所数は68,560であり，小規模医療施設同様，感染制御策の再認識とその実践とが重要な課題となっております．厚生労働省は，2014年6月4日付け，厚生労働省医政局歯科保健課長通知において，「院内感染対策実践マニュアル（平成19年日本歯科医学会）」，「一般歯科診療ガイドラインによる院内感染対策Q&A（平成22年日本歯科医師会）」等の指針，「医療機関等における院内感染対策について（平成23年6月17日医政指発0617 第1）」，平成25年度歯科保健医療情報収集等事業における歯科医療従事者臨床現場での疑問等に対するエビデンスに基づく回答「一般歯科診療時の院内感染対策に係る指針（別添）」などに基づいて，ハンドピースの滅菌等の院内感染対策の啓発に努めるよう都道府県・保健所設置市・特別区衛生主管部（局）長あてにお願いしております．

　大病院の口腔外科手術においては，外科手術と同様な対応が採られていますが，多くの無床歯科診療所においては，上記通知を遵守しえない障害因子があるかに聞いており，今後の改善が切望されます．この様な観点に鑑み，1980年代には，歯科領域の感染制御策に関する諸種提言を既に確立されておられた田口正博先生によって書かれた本書は，これからの歯科領域感染制御策の歩むべき道を具体的，かつ，明確に示すものであり，また，数多くの写真を取り入れ，領域ごとにまとめを図示するとともに，到達すべき段階を3段階に分けて示しており，現状を踏まえての実行しやすい道案内となっています．理解しやすさを重視して書かれた本書は，多くの関連分野で，特に日常諸業務を兼任で行っておられる多くの診療所にとって，この上もない道標になるものと確信しております．1960年代より医療関連感染制御に興味を持ち続けて，その道を切り開いてきた身にとって，歯科領域においても，昨今，感染制御策が多くの場で議論されるようになってきている現状を，多大な喜びと感ずるところであります．本書が，歯科分野の感染制御に大きく寄与することを祈念して，推薦の辞とさせていただきます．

2017年春
根岸感染制御学研究所所長
東京医療保健大学／大学院名誉学長
小林寛伊

目　次

はじめに …… 2　　推薦の辞 …… 3　　本書の活用方法 …… 8

Chapter 1　これから歯科医院を開設する君たちへ
―安心・安全に基づいたこれからの歯科医院のつくり方― …… 9

Suggestion 1　院内感染予防に特化した歯科診療室の建設と設備 …… 10

- 敷地の問題 …… 10
- 設計から施工 …… 10
- 資金繰りと建築確認申請 …… 11
- 境界線の確認とボーリング調査 …… 12
- 完全個室 …… 14
- 換気対策 …… 14
- 酸素・笑気ガスおよび給水・給気・排水・排気配管設備 …… 15
- 分離した滅菌・消毒室 …… 16
- ダムウェーターの設置 …… 16
- 検査室の設置 …… 17
- コンサルティングテーブル …… 17
- 降雨時対策 …… 18
- バリアフリーについて …… 18
- 扉の自動化 …… 18
- 防犯カメラの設置 …… 19

Suggestion 2　患者の来院から問診までの対策 …… 20

- 待合室対策 …… 20
- 防犯・防火対策 …… 20
- 待合室・受付対策−オープンかクローズか− …… 21
- スリッパか下足か …… 22
- 手すりの設置 …… 23
- 待合室のトイレ対策 …… 23
- 待合室のインテリア …… 24
- 患者の呼び出し …… 24
- 診療室のBGM …… 24
- 患者の緊張を和らげるアロマテラピー・香り …… 25

Chapter 1 のまとめ …… 26

Chapter 2　問診および血液検査対策と患者・スタッフの診療時の服装
−患者の協力を得るための診療姿勢とは− …… 27

Suggestion 3　初診問診時の注意点と服装への注意 …… 28

- 初診時受付・問診票 …… 28
- 診療システム案内ファイル …… 28
- 問診票の内容 …… 29
- 診療区域入室時の衣類への注意事項 …… 29
- 眼鏡,髪の毛,口紅,リップクリームへの対策 …… 29
- 問診内容について …… 30
- 自院の診療方針の説明 …… 31
- 術前の血液検査の必要性 …… 31
- 血液検査実施時の同意について …… 32
- 歯科医院での採血と検査方法 …… 32
- 治療を断る手段にしてはならない …… 34

Suggestion 4　診療時のスタッフの服装 …… 36

- 白衣の交換 …… 36
- キャップと頭髪 …… 37
- マスク …… 38
- ゴーグル …… 40
- 診療用シューズ …… 42

Chapter 2 のまとめ …… 44

Contents

Chapter 3　手指衛生・グローブ対策および口腔内・口腔外の消毒とドレープ,タオル類の扱い

―ドレープは感染予防の必需品― ……………………………………………………………… 45

Suggestion 5　手指衛生・グローブ対策 ……………………………………… 46
　手指衛生 ………………………………… 46　　　グローブ対策 ……………………………… 50
　指輪,付け爪,消毒剤などへの対策 ………… 49

Suggestion 6　口腔内消毒と口腔外消毒 …………………………………… 54
　口腔内消毒 ……………………………… 54
　口腔外消毒 ……………………………… 56

Suggestion 7　ドレープとタオル類対策 ……………………………………… 58
　穴あきタオル …………………………… 58
　タオル類処理対策 ……………………… 58
　Chapter 3のまとめ ……………………… 62

Chapter 4　検査器具への対策と診療器具の洗浄・滅菌

―水平感染を起こしてはならない― ……………………………………………………………… 63

Suggestion 8　診療基本セットおよび検査器具 …………………………… 64
　口腔内で使用する器具 ………………… 64　　　検査装置の感染予防対策 ………………… 66
　薬瓶 ……………………………………… 65

Suggestion 9　器具の洗浄対策 ………………………………………………… 68
　洗浄 ……………………………………… 68　　　付着血液とグローブの使用 ……………… 71
　浸漬洗浄と機械洗浄 …………………… 69　　　器具の乾燥 ………………………………… 71
　中空管専用の洗浄 ……………………… 70

Suggestion 10　金属製器具の滅菌対策 ……………………………………… 72
　交差感染を防ぐ金属製器具の滅菌 …… 72　　　機器の点検（CIとBI） …………………… 75
　リーマー・ファイル類からの水平感染の可能性 …… 74　　　ガス滅菌器の問題点について ……………… 75
　高圧蒸気滅菌器 ………………………… 74

Suggestion 11　脱錆・防錆処理対策 ………………………………………… 76
　金属製器具を常時きれいに保つ方法 ……… 76
　錆びた器具の脱錆処理・防錆処理 ………… 77
　Chapter 4のまとめ ……………………… 80

目次

Chapter 5　樹脂製器具, 印象物, 石膏模型, 補綴物の消毒・滅菌
—咬合調整や義歯調整時のプライヤー類も汚染されている— ………………………………………………… 81

Suggestion 12　樹脂製器具のガス滅菌と薬液消毒, 化学的滅菌での対策 ……………… 82
過酸化水素ガスプラズマ滅菌器によるガス滅菌 ……………… 82
グルタラールアルデヒド製剤による薬液消毒, 化学的滅菌 ……………… 83

Suggestion 13　印象物、石膏模型、補綴物の消毒・滅菌 ……………………………… 86
感染対策の立ち遅れの要因 ……………… 86
石膏模型への対策 ……………… 88
補綴物への対策 ……………… 90

Chapter 5のまとめ ……………… 94

Chapter 6　切削器具類への洗浄・滅菌・乾燥とエックス線撮影機器の汚染予防対策および診療後のユニットの片付けと清拭・ラッピング
—もはや猶予はない切削器具の滅菌— ………………………………………………………………… 95

Suggestion 14　切削器具とエックス線撮影機器への感染予防対策 ……………… 96
患者ごとに切削器具を滅菌しているか ……… 96
切削器具の滅菌 ……………… 96
滅菌法の実際 ……………… 97
エックス線撮影機器への感染予防対策 …… 102
現像液・定着液の処理 ……………… 103

Suggestion 15　診療後のユニットの片付けと清拭とラッピング対策 ……………… 104
診療後のユニットの片付け ……………… 104
診療後のラッピングの除去と清拭 ………… 104
診療室・診療器具のラッピング …………… 106
キーボードのラッピング …………………… 109

Chapter 6のまとめ ……………… 110

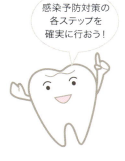
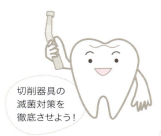
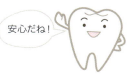

Chapter 7 歯科医院の医療安全管理
―安全・安心に基づいたスタッフ・患者・社会への責任― ……………………………………… 111

Suggestion 16 歯科医院の給水系・給気系への対策 …………………………………… 112
給水対策 ………………………… 112
歯科用ユニット内の水 ………… 112
酸性水は実用的か ……………… 113
コンプレッサーなどの給気系対策 ………… 114
診療室内の空気清浄・排気対策 …………… 116

Suggestion 17 待合室・受付の清拭と診療室内の清掃対策 ………………………… 118
診療開始前の待合室と受付の清拭 ……… 118
最初に掃除機を使用しない …………… 119
ドライモップとスポンジモップ ………… 120
バキューム, シンクの清掃と塵埃対策 …… 122

Suggestion 18 曝露事故対策 ……………………………………………………………… 124
針刺し切創を起こさないリキャップ法 …… 124
針刺し切創が発生したら ………………… 127

Suggestion 19 感染性廃棄物・産業廃棄物対策 …………………………………………… 128
感染性廃棄物を非感染性廃棄物に ………… 128

Suggestion 20 歯内療法・口腔外科・在宅診療における感染予防対策 ……………… 130
歯内療法における感染予防対策 ………… 130
歯科口腔外科における感染予防対策 …… 133
在宅診療における感染予防対策 ………… 133

Suggestion 21 医療安全管理指針対策 …………………………………………………… 136
医療安全と管理体制の確立とは ………… 136
医療安全管理指針からみた実際の点検 …… 136
改正医療法 ……………………………… 137
歯科診療所における医療安全管理体制の整備 …………………………………………… 138
立ち入り検査が入った場合に準備する書類 … 138

Chapter 7のまとめ ……………… 140

Appendix Table
本書で紹介した院内感染予防対策などに役立つ主な製品一覧 ……………………………… 141

索引 ……………………………………………………………………………………………… 150

おわりに ……………… 157   謝辞・その他の参考文献 ……… 158   著者略歴 ……………… 159

装丁：Y.M.design 山川宗夫
イラスト：山川宗夫／飛田　敏

本書の活用方法

　本書は，筆者の歯科診療室を含め，受付業務や滅菌担当専任者のいない少人数のスタッフで院内感染予防対策に取り組むためのシステムを紹介している．

　そのため各種ガイドラインから外れることもあるが，スタッフがアシスト業務と受付業務などを兼任しながら実際に動いてみて，現実的でないところは独自にガイドラインをアレンジし，実施している．

　病院規模もしくはそれ以上に多人数のスタッフがいて余裕があるのならば，ガイドランを遵守することは可能であろう．しかし，患者1人に術者1人でアシスタントなしの対応をしている歯科診療室もある．

　本書では，理論だけではなく，日本の歯科診療室に即した現実的かつ臨床現場に沿った方法について述べている．なお，本書はより理解を深めるために，文章よりも写真を多用し，また必要に応じて到達度に合わせた「STEP 1 → 2 → 3」を図示してレベルアップのための目標を記した．

　さらに各 Chapter の最後には「院内感染予防対策」の「まとめ」を図解で示したので，自院の足りない部分を認識し，各医院の院内感染予防対策システムの構築に役立ててほしい．

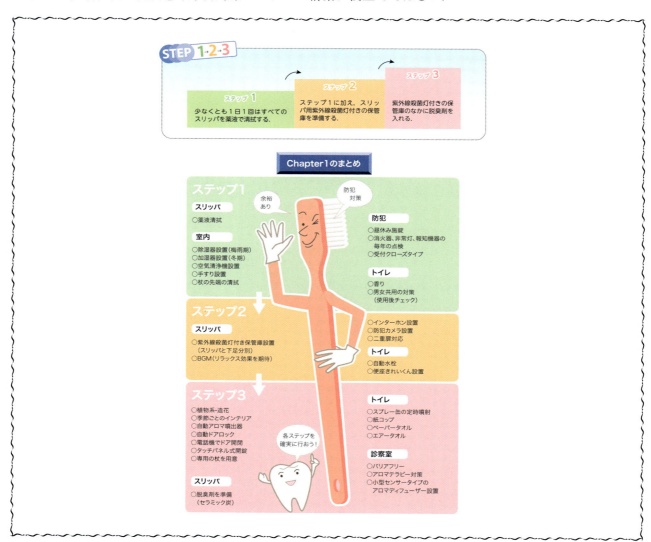

Chapter 1 ≫

これから歯科医院を開設する君たちへ

— 安心・安全に基づいたこれからの歯科医院のつくり方 —

Suggestion 1

院内感染予防に特化した歯科診療室の建設と設備

敷地の問題

歯科診療室を建設するにあたり，広い敷地にワンフロアで歯科診療室の建設をするのであれば，患者とスタッフの動線が重ならず，不潔区域と準清潔区域と清潔区域などを完璧に区別した最適な医院設計が可能である．しかし，図1-1のように狭小な敷地での設計は予想以上に問題が多く苦労する．敷地の広さは82.5 m^2（25坪）で，建ぺい率を考慮すると種々の設備を設置する都合上，筆者はやむを得ず2フロアーでの対応をすることとなった．

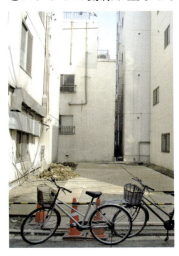

図1-1　建設敷地の全景.

設計から施工

筆者が歯科診療室を建てる機会は増改築を含め4回目であり，比較的経験が多いものと自負していた．万全の体制の予定で臨んだつもりであったものの，結果は散々であった．

手順としては，①今回の歯科診療室の建設にあたり，今までに培ってきた歯科医療における院内感染予防対策に特化した歯科診療室建設理念[1,2]と予算をもとに，信用のおける設計事務所に自分の望むべき構想のすべてを話して，その理解のうえで理想的な設計図面を作成してもらう．②つぎの段階として適切な建設会社数社にその図面をもとに見積りを提示してもらう．③その見積り結果により建設会社を決定し，設計事務所には施工まで管理してもらう．

このようにして作成した図面で建設会社数社より見積りを依頼したところ，予算を大きく超えた金額が各社より提出され，さらに使用される部材まで指定した図面であったにもかかわらず，数社から提出された見積り金額の上限と下限にはなんと5千万円もの開きがあった．建設業界というのは未知の世界だと，あらためて実感させられた．建設会社と無縁の設計事務所で作成された図面による建設費用は，自社の関連する設計事務所で作成した図面よりも割高の傾向にあることもわかった．

前述のように，このような状況を防ぐために，設計事務所に事前に予算を告げ，設計図面に反映するよう依頼したのであったが，徒労であった．さらに，鉄骨が値上がりしているために鉄筋で建築しても鉄骨で建築しても価格に差は出ないとアドバイスがあった．

むしろ自由な設計ができる分，建設費用が安くなるかもしれないという設計事務所の提案を聞き入れ，それまで鉄骨で設計していた図面を途中で止め，鉄筋の設計に変更した．後日，別の建設関係者に聞くと，鉄骨が値上がりしても鉄筋での建設よりは鉄骨での工法のほうが費用は安くなるはずとのことであった（後日，再変更した）．

事実，現在の建物は鉄骨製であり，設計上に無理がないかぎり鉄筋で実施する必要はないと学んだ．

最終的には設計事務所との契約を解除し，設計を含めた条件で建設会社に見積もりを依頼し，会社を選定した．

反省点としては歯科医院の建設は一般の住居とは異なり，かなり複雑な配管などを必要とするため，歯科用ユニットの配管などの基礎知識が設計事務所や建設会社にないと問題が起きやすい．したがって，設計事務所や建設会社の選定にあたっては過去に歯科医院の設計事例があるかどうかを重視し選定することが重要である．

当然，今回依頼した設計事務所にも歯科医院の設計経験があるか否かを確認したうえでの契約であった．しかし，蓋を開けてみると実際に設計図面の作成に携わった担当者は歯科医院の設計経験のない担当者であった．担当者の変更を依頼したが，人材不足の設計事務所ではつぎの担当者も設計経験がなかった．過去に設計事務所として歯科医院の建設を請け負った事例があったとしても，その担当者が辞めてしまえば未経験と同じと言わざるを得ない．

このことから設計事務所との契約の前に実際の担当者と会い，歯科医院建設における基礎知識の質問をし，十分知識と経験があることを確認してから設計事務所を選定するべきである．「これから勉強しますので」という常套文言の設計事務所はやめたほうが無難である．結果的には従来の手法を採らざるを得なくなり，これらのやり取りで着工は1年遅れてしまった．

建設業者の選定においては，患者関係，歯科業者関係，地場の建設業者，知り合い関係など多方面からの推薦がある．今までの経験から述べると，建設関連の人々，いわゆる職人をすぐに動かせる建設会社が，予定どおりの進行のためにも一番良いと思われる．

よく建設現場で何週間も作業が滞っている現場をみることがあるが，内部で働いている職人に聞くと，ほかの現場を優先して，そちらが終わってからの着工との事例が多い．仕事を多く回してくれる，融通が利く，支払いが良いなどの理由により職人が重要視する建設会社の優先順位が決まる．つまり，放置されている現場が多い建設会社は避けるべきである．

ビルのテナントで開業する場合は歯科材料店や歯科用ユニット会社の紹介で内装工事を実施するケースが多い．また，住居などの建築物を含めた場合には建設会社は施工とは別に，歯科診療室部分の内装配管などはメーカーの内装業者に依頼するため当然，建設費用はかさむ．可能なかぎり事前に綿密な打合せを行い，住居部分の建設業者に医院部分の内装配管なども実施してもらうほうが良い結果が得られるし，安価である．

豊富な予算があれば，ユニットメーカーに内装を含め依頼しても問題はないが，筆者は医療器械も新規調達ではなく移転であったためメーカーを介入せずに建設業者とともに計画を進め，最終的には予想どおりに完成した．

資金繰りと建築確認申請

設計施工関連の話を進めると同時に融資の話も進めなくてはいけない．建設会社も決まり融資銀行も決定してから歯科医院の建設が始まる．

ここで最初の難関が待ち受ける．それは建築確認申請と構造計算である．過去の「耐震強度偽装事件」以降，かなり厳しい耐震構造などの審査が実施されるようになった．厳しい審査があるのは，本来施主としてはたいへんありがたいことであるが，申請を受付ける窓口の絶対数が少ないため長期間待たされる．始まったからには早く建設してほしいと望むが，最近は難しく開業予定日の設定は十分余裕をもっておいたほうが良い．

筆者の場合，建設会社への支払いは契約時に3分の1，上棟時に3分の1，完成時に3分の1と支払ったので事前に銀行に手配しておく．支払いについては，元金の返済が開始する据え置き期間を少な

くとも2年間はみておく．元金の返済開始が2年先でも利息の返済は借りた翌月から発生するため忘れずに予算立てをする．

今回の建設期間は約10か月，保健所の申請・検査が終了してから社会保険・国民健康保険事務所に申請後の翌々月から保険診療の開始，そして開業2か月後に初めて診療報酬の入金となる．十分な資金計画を立てておく必要がある．

境界線の確認とボーリング調査

診療室建設を実施するにあたり事前に土地を調査する必要がある．もし，その土地から遺跡物が出土した場合，関係機関の調査が入るため計画は遅延してしまう．また土地を購入するときには，近隣との境界線確認を実施する．

したがって，建設時には境界線のどこまで建物が接近するかが建物の広さを決定する重要事項の1つである．この場合，現在建設されている近隣の建物が良い例になる．近隣の建物が境界線ぎりぎりまで接近してきていれば同様に建設可能である．しかし隣接する建設物が境界線から離れている場合には，当方がどこまで建設するべきか迷うところである．隣接建物が境界線に迫っている箇所では当方が境界線から離し，境界線から離れている箇所では境界線近くまで建物を建てることにより近隣の建設物と同じ幅の間隔を得ることができた．

これらの交渉は近隣の土地の所有者と話し合いにより得られた結果である．建設会社を含めた交渉と，誠意ある対応を必要とするものであり，簡単にはいかない．

ボーリング調査の本来の目的は岩盤の位置の確認である．岩盤を確認することにより杭の長さと本数を決定する．両隣が鉄骨建設で杭を打っているのであれば，問題なく当該地にも岩盤は存在すると思われるが，それでも必要不可欠な検査の1つである．

先日，各種報道により岩盤に届かない杭のため建設物が傾いてきた事例が報道され，目を疑うような光景を目の当たりにした．当方の杭の長さも岩盤に届いている両隣の建設物の杭と同じ長さを予定していたので当該敷地も大丈夫と考え，費用の都合上計測するのを一瞬躊躇したが，建設会社のいうとおり計測してもらって良かったと心底感謝した．

興味深いことに採取した土のサンプルのなかに真っ黒い箇所があり，尋ねたところ，戦災により炭化した土とのことであった（図1-2，3）．その土地の過去の災害などの被害の有無もこの土質調査で明らかになった．

もう1つの重要な調査は，近隣の建物の事前調査である．これは事前に近隣の建物の基礎や室内壁などを撮影し，写真などの記録に残す調査である（図

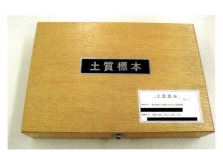

図1-2 土質調査のための土質標本．

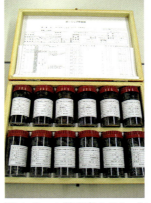

図1-3 土質調査のサンプル瓶．

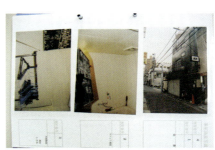

図1-4 隣地建設物の着工前記録．

これから歯科医院を開設する君たちへ

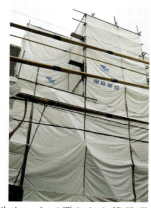
図1-5 養生シートで覆われた建設現場.

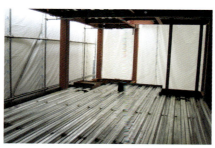
図1-6 鉄骨で組み立てられていく.

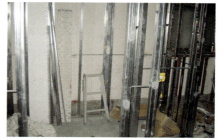
図1-7 柱の枠組み.

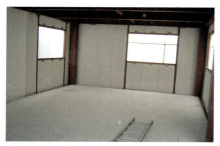
図1-8 壁材の取り付け.

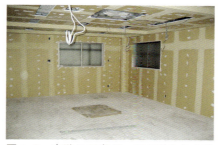
図1-9 内壁に石膏ボードが張られた状況.

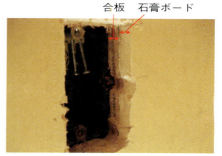
図1-10 石膏ボードの下には合板(コンパネ)を設置する.

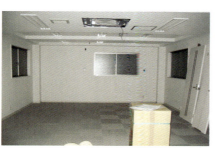
図1-11 石膏ボードの上に壁紙が張られた状態.
図1-12 完成した新診療室の外観.

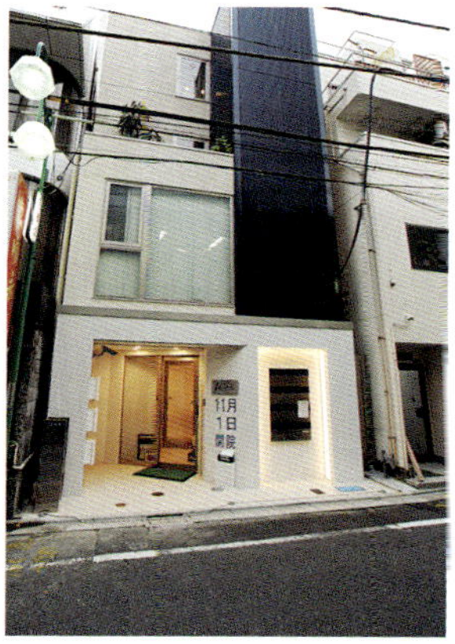

1-4).当ビル建設による振動などにより,亀裂や傾きが建物完成後に発生したというクレームに対する事前対応である.

図1-5～12に当院の施工から完成までの過程を示す.

通常,鉄骨を組み立て,柱や床の資材を貼り,壁材をはめ込み,電線などの通る隙間を確保する.その上に壁紙を貼る石膏ボードを打ち付けるが,その前に厚さ10～12 mmの合板を石膏ボードの下に貼りめぐらしておくことが重要である.

今後,壁に多くのキャビネットなどを設置する場合,合板があれば,容易に設置が可能である.この指示を忘れ,実施しないと取り付けたキャビネットなどのネジはすぐに緩くなり,設置したキャビネットなどが落下する恐れがあり危険である.

完全個室

歯科医療における院内感染予防対策を考慮すると，すべての歯科医療は観血処置であるといっても過言ではない．したがって，バーバースタイルの診療室では感染予防対策などを実施した場合，効率が悪い．しかし，完全個室にすることにより受診者のプライバシーが守られ，周囲を気にすることなく問診などが実施可能である．

また完全個室であれば，肝炎ウイルスなどのキャリアにガウン診療を実施してもほかの受診者にはわからない．またエアロゾル対策も個室ごとに可能である．そして一番の利点はキャリア診療時に個室内で使用し汚染したガウン，グローブ，キャップなどは退室時に脱ぎ捨てるため，受診した患者の血液を含んだ唾液などの汚染物の拡散を防ぐことができることである（図1-13）．

もう1つの特徴は個室中に手洗いシンクを2か所設置した．1つは術者用，1つはスタッフ用とし，個室のいかなる場所でも術者とスタッフが同時に流水下での水洗を可能にした．1つのシンクによる2人の手指消毒にかかる時短，さらに水洗を要する緊急時にも役立つ設備である（図1-14）．

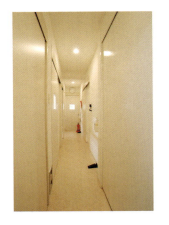
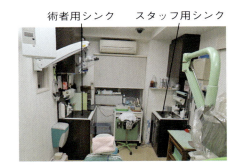

13│14

図1-13　個室診療室．
図1-14　シンク2台により同時に術者とスタッフの手指消毒が可能となった．

換気対策

口腔外バキュームは診療室の設計段階で設置の検討をした．デモ機などで実際の切削器具使用時のシミュレーションを実施したが，フライングタッチ形式の歯科用ユニットでの設置場所の確保の難しさや騒音による患者やスタッフへの指示などの伝達に支障をきたし，別の意味で医療事故を発生させかねないと判断した．

代替えとして筆者の診療室では層流方式を採用し，切削器具や鼻マスクを使用する歯科用ユニットでの患者の顔の真上部分に天井型強力換気扇を設置し，発生したエアロゾルや笑気ガスの余剰ガスを一方向で排出し診療室内を可能なかぎり陰圧に維持するようにした（図1-15）．口腔外バキュームの導入は今後の課題でもある．なお最近，従来型の口腔外

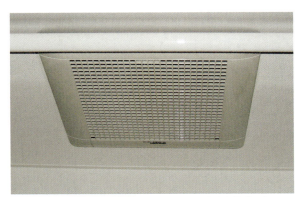

図1-15　各診療室に設置された天井型強力換気扇．

バキュームの3分の1以下の価格で，吸引力の調節機能を有し，騒音への配慮がなされている製品が販売されているとのことであるが，それ以前に日本製の歯科用ユニットのバキュームを欧米のように大口径，大容量にすれば，口腔外バキュームを設置しなくてもすむはずである．

口腔外バキュームを設置していない欧米の歯科診療室において，日本より感染リスクが高いというエビデンスはない．

酸素・笑気ガスおよび給水・給気・排水・排気配管設備

笑気吸入鎮静器は酸素と笑気ガスの配管を通して各部屋に供給できるようにした．とくに救急医療の際には酸素の供給は不可欠である．使用するシリコーン製の鼻マスクなどはガス滅菌で実施する．酸素，笑気ガス配管以外にもガス，水道，排水管，電気などの設置場所が重要で，狭い個室で歯科用ユニットをどのように配置するかが決まらないと，配管場所も決まらない（図1-16～18）．

筆者は使用する歯科用ユニットを最大限にフラットにした状態で，術者やスタッフやスタッフ用ワゴンの位置を配した実物大の展開図を作製し，個室の現場に直接当てはめて配管の位置を決定した．とくに注意しなければならない設備としては，ライトのアームであった．動きが大きく，気をつけないとアームの動きが壁にぶつかるので，その動きを考慮した歯科用ユニットの設置が重要である．

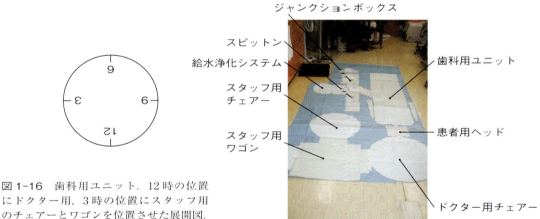

図1-16 歯科用ユニット．12時の位置にドクター用，3時の位置にスタッフ用のチェアーとワゴンを位置させた展開図．

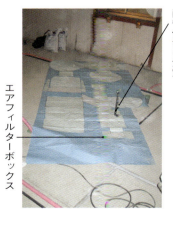
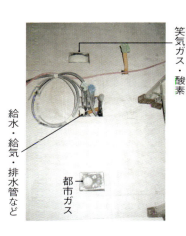

図1-17 展開図をもとに実際の個室現場の歯科用ユニットの配管位置を確定させる．
図1-18 笑気ガス，酸素，都市ガスなどの配管の設定．

分離した滅菌・消毒室

　個室で観血処置を実施し，使用した器具の水洗，消毒あるいは滅菌などを実施するには独立した箇所が必要である．

　従来は診療室の片隅に滅菌・消毒コーナーとして設置していたが，現在，処理する器具の数は膨大になり，さらに不潔区域・準清潔区域・清潔区域と区別して対応するためには個室の滅菌・消毒室の設置が必要だと考える（図1-19，20）．

　したがって各種の機器が同時に作動するため，電気系統のブレーカーが途中で落ちぬよう配線の手配をすることと高圧蒸気滅菌器用の200Vの配線とシンクのほかに機器用の給水と給気も必要である．

　なお，シンクからの排水は熱水にも対応可能としておく．

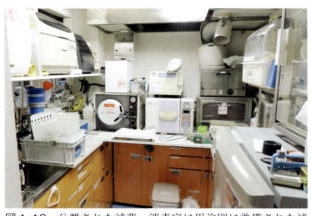

図1-19　分離された滅菌・消毒室に用途別に準備された滅菌器具類．

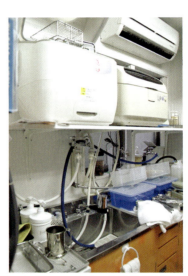

図1-20　ウォッシャーディスインフェクターと食洗器（右）．

ダムウェーターの設置

　診療区域を2フロアーに分けざるを得ない状況のため，1階の診療室と2階の滅菌・消毒室を連結した小型エレベーターのダムウェーターで直接器具を移送できるようにした（図1-21）．

　さらに庫内を滅菌済み運搬専用棚と汚染物運搬専用棚に分けることによって，器具をもちながら患者と同じ通路を移動することや，危険な階段を昇り降りすることなく器具などを処理することが可能になった．

　1階で採得した印象材もダムウェーターで2階へ移送し，そこから技工室に運び，印象物の消毒後に石膏を注いでいる（図1-22）．詳細は後述する．

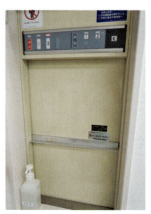

図1-21　ダムウェーター．

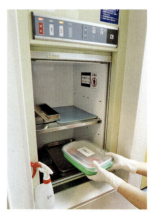

図1-22　清潔物運搬棚と汚染物運搬棚に分けられたダムウェーター．

検査室の設置

現在の歯科領域においては歯周病菌などの位相差顕微鏡による患者教育をはじめとして，う蝕原因菌，歯周病菌の培養などの検査は今後増加し，近い将来，口腔癌関連の染色検査などもルーチンに実施されるようになると思われる（図1-23）．

したがって，これらの検査培養機器などを設置する場所を確保する必要がある．スペースの都合上，今回技工室と検査室が一緒になったが，本来であれば分けるべきであると考えている．

位相差顕微鏡は各個室のモニターと連動し，リアルタイムで歯周病菌などの動きを患者が確認できる．また白血球などの存在で歯周病の重症度の確認も可能である．患者は現状を目でみることができ，治療のモチベーション向上に有効である．

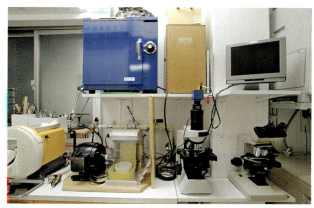

図1-23　位相差顕微鏡と各種顕微鏡．

コンサルティングテーブル

何も説明をせずに，すぐに治療を開始するようなことはあり得ない．各種検査などを実施し，その検査結果と治療方針を患者に説明してから本格的な治療を開始する．そのためにはエックス線写真をはじめ血液検査の結果の資料などを示しながら具体的に説明をする場所が必要になる．

歯科用ユニットに座ったままでの説明では各種資料などをすべて並べることは難しい．したがって，個室内にテーブルを挟んで術者と患者が相対して座れる場所を設置した．狭い個室に常時その場所を設置することは難しく，机や椅子を折りたたみ式にして対応した（図1-24，25）．壁には薄型シャーカステンを設置した．

当時，エックス線についてはデジタル化を考慮したが，患者に説明を実施するには各部屋に，カルテ記載用パソコンのほかに説明専用のパソコンをもう1台必要とするためスペースがなく断念した．今後はタブレットなどの小型機器で対処することも可能であろう．

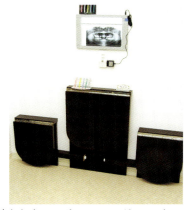

図1-24　収納されたコンサルティングテーブル．

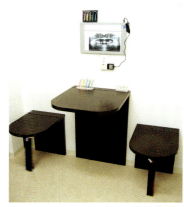

図1-25　コンサルティングテーブルの設置状況．

降雨時対策

玄関から診療室の入り口までの間に吸水マットを常時敷き，雨が降った場合には可能なかぎり靴底の水分を診療室内に入れぬよう対応している（図1-26）．それでなくとも1階は湿気が多く，除湿器をタイマーでセットすると一晩でタンクのなかは満水状態である．室内環境は，2階とはまったく異なる．

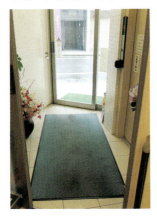

図1-26 外部扉からの吸水玄関マット．

バリアフリーについて

当初，診療室をバリアフリーにするか否か検討したが，スロープなどを付与するなど規制が多く，間口の狭い敷地での建設には無理があると判断した．とくに今回は院内感染予防対策に特化した診療室の建設という別の大命題があるためバリアフリー化は断念した．

ただし，車椅子の置き場所は確保し，玄関より1階の歯科用ユニットまで歩行可能で介助者が付き添いで来院可能な場合には受け入れている．今後，高齢者は増えるため，かかりつけの患者が車椅子の状態になったときの体制は考慮しておく必要がある．

在宅診療についても同様で，かかりつけ患者が寝たきりになったときには患者をよく把握している，かかりつけ医が在宅診療に出かけて対応するのが本来の医療である（Chapter 7・Suggestion 20・P133参照）．

扉の自動化

歯科診療室への外部からの入口の扉は以前の経験によりドアを押したり引いたりする行為は指や衣服を挟んだりするため危険であった．とくに複数の子連れの患者の場合，母親はすべての子供の行為までは認識できず，過日大きなビルの自動扉で事故があった．したがって扉をタッチ式自動扉にし，センサーの感度を上げ事故の軽減を図った（図1-27）．

O-157H7騒動などの手のひらについた少数の微生物により感染が発生するような状況のとき，対象者の微生物の拡散を防ぐには物品に触れないように対

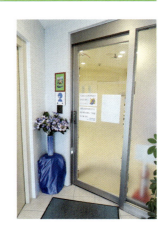

図1-27 内扉．

応する以外にはない．その結果，ドアの取手部分に触れない対応として個室診療室内の扉はすべてフットセンサー方式の自動開閉にした（図1-28）．汚染した器具などを両手でもっていても手術室と同様のフットセンサー方式であるため滅菌・消毒室もドアノブに触れずに入室が可能である．ノロウイルスへの対策でも同じことがいえる．

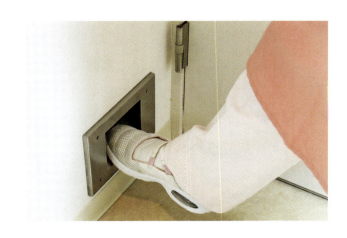

図1-28　ドア用フットセンサー．

防犯カメラの設置

建物外部に防犯カメラを設置し，入館する人物を確認する（図1-29）．入館した人物が医院関係者か患者かセールス関連者かを，受付のみならず，どの場所でもスタッフが確認可能なようにモニターを各個室に設置した（図1-30）．また各個室にもカメラを設置し治療の進行状況を全員が把握し，診療後の片付けの時間確保の確認に使用している．

以前の診療室でも2階に上がる階段の途中に，防犯カメラを設置し，待合室に入る前に，来客した人物を事前に把握できる有効なシステムが存在していたため，今回の診療室にも採用となった．

新診療室に設置した新型カメラはカラー画面になり，さらに使用されているレンズの性能が良くなり夜でも昼間のように明確にみえるように改善されていた．外部，EVホール，待合室，各診療室にカメラやモニターを設置し，便利に使用している．外部からの侵入の場合，センサーの反応によりその部分の画面は数秒間クローズアップされ，来訪者の顔の確認を容易にした．また自動的に録画され，数日分の再確認が可能である．設置に際しては，信頼のおけるカメラ専門の会社に依頼することが肝要である．

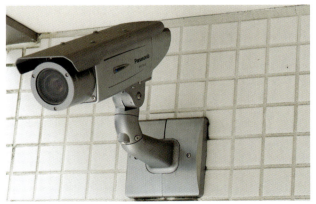

図1-29　防犯カメラ．

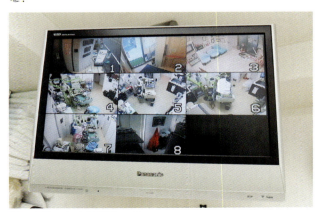

図1-30　カメラ用モニター．

参考文献

1. 田口正博．歯科医療における院内感染予防への第一歩．―できるところから始めよう―．2005；東京：クインテッセンス出版．17-21．
2. 田口正博，西原達次，吉田俊介（訳），小林寛伊（監訳）．歯科医療現場における感染制御のためのCDCガイドライン．大阪：メディカ出版．2004．

Suggestion 2　患者の来院から問診までの対策

待合室対策

　空気清浄器などで待合室や診療室内すべてをコントロールしているため可能なかぎり外部の汚れた空気を診療室内に入れたくはない（図2-1）．建物の一番外側の扉を開くと容易に外部の汚れた空気が入り込み待合室を汚染する．したがって，待合室と外部との間にもうひとつ扉を設置し，二重扉として外部の汚れた空気が直接待合室に入らない[1,2]ようにしている（図2-2）．

　寒い地域で部屋の暖房を扉の開閉で逃さぬよう工夫している風防室や，バイオクリーンルーム手術室において，手術室への出入りにより室内の塵埃数（じんあいすう）のコントロールが崩れるのを防止するために手術前室にパスボックスを設けて対応しているのと同じ原理である（図2-3）．

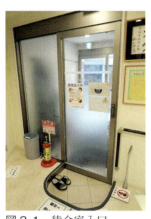
図2-1　待合室入口．

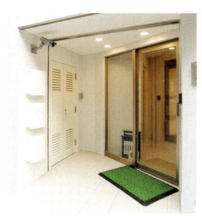
図2-2　外扉．

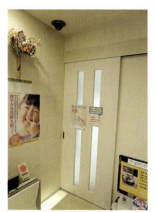
図2-3　診察領域の入り口扉．

防犯・防火対策

　筆者が以前，診療室を開設していた地域で，終業間際に数人の暴漢が診療室に上がりこみ，従業員らは縛られ，現金，カード類を盗まれるという事件が立て続けに発生した．筆者が新たに開業しているところはいろいろな意味で日本のなかでも有数な場所であるといわれている．したがって，新診療室は感染予防のほかに防犯防火対策もしっかりと実施した．外部から建物内に入るには玄関扉，待合室に入る扉，診療室内に入る扉がある．

　筆者も以前の診療室で女性患者を診療中に暴漢が玄関の扉，待合室の扉，診療室の扉の3か所を経て侵入してきた体験がある．そのとき室内にいたのは，スタッフや患者を含めた女性数人，男性は筆者のみであった．危害を加えられる前に対応できたので事なきを得たが，これを教訓に今回はこれらの扉を内部より施錠できるシステムにし，施錠開錠を内部の受付で可能にした．

　通常，自動扉を施錠するには電気回路を遮断する．この方式では少し力を入れれば簡単に扉は手で開くことができ，単なる少し重い扉になるだけで防犯の役目を果たさないのが最大の欠点である．

　その結果，外部の自動扉と待合室に入る自動扉の施錠方法は電気回路を遮断する方法ではなく，カンヌキ方式で自動扉を施錠する方法にした．特別注文で経費は増えたが施錠後，手で自動扉を開くことは不可能になり，防犯体制を整えることができた．この方式を採用することにより終業時間前後や受付を不在にする昼休みには施錠し，外部からの不審人物などの侵入を防いでいる．

　以前に施錠された自動扉を力づくで開けようとす

る光景がモニターに記録されていたことがある．インターホンとカメラは併用設置されているため，セールスマンや宅配便とのやり取りは可能で，必要時には各電話器で扉を開錠できるようにした．また，施錠後，外部のポストに郵便物や新聞を取りに行って不用意に締め出されるのを防ぐため，外部にはタッチパネル式の開錠キーを設置した．

待合室から診療区域への扉の開閉は診療側で開錠し，スタッフが患者を個室に案内する．小児歯科や付き添いの方も特別な場合を除き，患者以外は待合室で待機していただく．診療室の塵埃数の増加の原因はすべて外部からもち込まれる人間の衣服であるため，診療区域内への入室は当該者のみとしているが混乱はない．防火対策については消火器や非常灯の設置と各種報知機器と防火扉の作動点検および消防署への報告を毎年実施して対応している．

待合室・受付対策—オープンかクローズか—

待合室からの汚れた空気の診療区域への侵入を可能なかぎり防ぐために待合室受付の形態はクローズタイプを採用している．昔の診療室は圧倒的にクローズタイプが多かったが，患者との開放的な接客の観点から現在は病院や銀行のようなカウンタータイプが多くなった．

しかし，前述のようにスタッフの安全やカルテ管理や金銭の管理，診療室へ暴漢による不法侵入の経験および診療区域の空気清浄対策から新診療室での受付の形態はクローズタイプ（建設会社にはパチンコ店の景品交換所みたいにならぬようモダンな受付にしてほしいと注文した．患者の呼び出しにはマイクを使用している）を採用した（図2-4）．

さらに，東京都歯科医師会から発行されている「ご来院の皆さんへ（図2-5）」には，「当院では，患者さんの安心・安全と，円滑な診療，最善の医療を提供するために，以下のような迷惑行為が行われた場合，診療をお断りし，警察に通報することがあります．何卒，ご理解ご協力の程，よろしくお願いいたします．1．暴力行為やセクシャルハラスメントがあった場合，もしくはその恐れがある場合，2．大声，暴言，または脅迫的な行動があった場合，3．解決しがたい要求を繰り返し行った場合，4．建物，設備等を故意に破損した場合，5．危険物を院内に持ち込んだ場合，6．飲酒ならびに違法薬物等を服用されている場合」と記載されているので，このポスターを待合室に掲示している．

筆者が卒業した40年前には考えられない事項ではあるが，2017年1月に岐阜の歯科医院で発生した事件を聞くと，現在では学校関係におけるモンスターペアレント同様にモンスターペイシェントへの対応も準備しておく必要がある．

筆者の診療室がある地域では飲酒後に来院する患者もおり，その場合には毅然と診療を断っている．何事にも真摯に対応し，信頼関係を築くことが重要である．

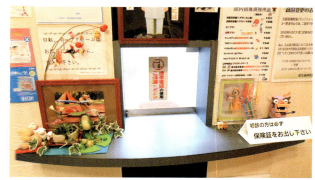

図2-4　受付カウンター．

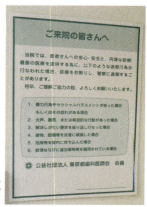

図2-5　医院受付での注意事項が記載されたポスター．

スリッパか下足か

　診療室内は下足対応かスリッパ対応か迷うところである．結果的には雨が多く湿気の多い地域でよくみられる高床式倉庫ではないが床を上げ湿気対策を図り，外部の湿気を下足で運び込まないようスリッパ対応を採用した．

　近年の夏期を経験すると日本も亜熱帯地域のように夕方ごろにスコールがあり，降雨量もより大量でスリッパ対応にして良かったと思う．明治以降，日本においては畳に代わり板張りの施設が多く建てられたが，玄関で履物を脱ぐ習慣は維持されていたと専門家も述べている．

　下足対応の大学病院でも観血処置を施すオペ室は下足対応ではない．手術時にはオペ室専用の履物に履き替えている．歯科医療においても抜歯などの外科的処置や盲嚢掻爬をはじめとする歯周療法処置や歯内療法における抜髄や感染根管処置などには可能なかぎり無菌処置が不可欠である．

　当然，術中に床や壁からの水平感染は考えられないが，下足対応の診療室においては塵埃数において差が出ると思われる．スリッパ採用に際し一番の問題点は消毒方法と匂い対策と思われる．スリッパの具体的な消毒方法は基本的には使用した患者ごとに対応しなければならない．診療室によっては，使用したスリッパは元に戻さず，消毒処理済のスリッパのみ使用するように対応しているところもある．通常は紫外線殺菌灯付きの保管庫に戻し，対応している医院が多い．

　筆者の診療室においても建築の際，壁面内に紫外線殺菌灯付きスリッパ・下足入れを設置した（図2-6）．スリッパ入れの内部は棚段を設置し，スリッパと下足を分別して保管するようにした．保管庫の扉を開くときには紫外線殺菌灯は消灯し，扉の閉鎖時に紫外線殺菌灯が点灯するようにしている．さらに毎朝，薬液（両性界面活性剤）でスワッブ消毒を実施している．

　紫外線殺菌灯が作用する際にスリッパや下足から発生する匂いを吸収するために，強力な脱臭剤を内部に設置し，消臭効果を挙げている．

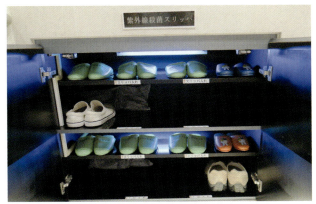

図2-6　紫外線殺菌灯付きスリッパ・下足入れ．

STEP 1→2→3

ステップ1
少なくとも1日1回はすべてのスリッパを薬液で清拭する．

ステップ2
ステップ1に加え，スリッパ用紫外線殺菌灯付きの保管庫を準備する．

ステップ3
紫外線殺菌灯付きの保管庫のなかに脱臭剤を入れる．

手すりの設置

高齢化の影響で来院する患者も老齢化を呈しており，玄関および階段などには手すりを設置している．これらの手すりは毎朝，薬液などにて清拭している(図2-7，8)．

杖を使用しながら来院する患者の杖の先端は下足と同様に汚染されている．その患者の来院時に診療室内でも同じ杖を使用する場合には診療室内が杖の先端で汚染されぬよう先端のゴム部分を清拭する必要がある．もしくは診療室内専用杖を準備し，交換するのも1つの方法である．

バリアフリー対応の診療室ではスタッフ全員下足ならば，杖の先端や車椅子の車輪による床の汚染についても特別な対応をする必要はない．

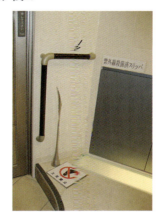
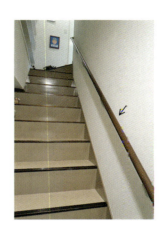

図2-7　スリッパに履き替えるときにつかまる手すり(矢印)．
図2-8　2階にある診療室へ昇る階段に設置した手すり(矢印)．

待合室のトイレ対策

待合室のトイレは患者が自由に使用でき，スペースの関係上，男女共用で使用する状況である．以前，女性患者よりトイレの床が汚れていると告げられたことがある．男性患者が使用した後に確認すると，確かに床が汚れている頻度が高いことが判明した．

その後，対策方法につき全員で検討したところ，可能なかぎり男性患者の使用後に，スタッフによるチェック以外に対処方法はみつからず，受付を担当した者かあるいは手の空いているスタッフがチェックする体制にしている．その後，苦情はなくなった．手指の乾燥用にエアータオルと滅菌済ペーパータオルの2種類を準備しているが，圧倒的に滅菌済ペーパータオルを使用する患者が多く好評である．また便座除菌クリーナーも設置しているが，クリー

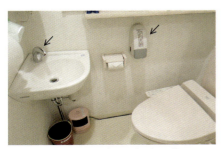
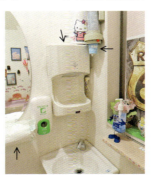
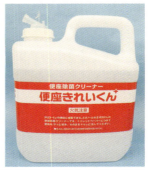

図2-9　感知式水道栓と便座除菌クリーナー(矢印)を設置した待合室のトイレ．
図2-10　滅菌済ペーパータオル，エアータオル，紙コップ(矢印)を設置したトイレ内洗面コーナー．
図2-11　女性患者に好評な便座を清潔にする「便座きれいくん」．

ナーの減少具合からみて，使用頻度の多さが推測できる（図2-9～11）．

クリーナーは補給式になっているためランニングコストにも優れている．レストランにかぎらずいかなる施設においてもトイレが清潔であることは重要である．高級と名のつくホテルやレストランで汚れているトイレをみたことはない．トイレが汚れていては滅菌消毒体制を訴えてもむなしいであろう．

待合室のインテリア

歯痛などで病んでいる患者の癒しのためにも，昔のような寒々とした診療室は望まれない．癒しにおけるインテリアや観葉植物は大切な要素のひとつである．しかし，土壌への水やり管理や，微生物発生の可能性などから考えれば，診療室内には生の観葉植物は不適当と考える．

筆者の診療室では植物系はすべて造花で対応している．最近の造花は出来栄えが良く，本物と区別がつかない．しかし季節外れの植物も考え物である．季節に合わせて造花の交換はするべきであろう．

ほかの対策としては，受付や階段の棚にインテリアの一環として人形などを飾っている（図2-12）．

とくに子どもや女性患者の多くは興味を示し，診療中の会話が弾むことがある．リラックスした状態で受診していただくことを目的としている．診療後にアンケートを実施しているが患者には好評である．ただし清掃は手間がかかる．

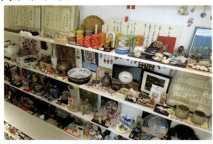

図2-12　階段途中に設置されたインテリア．

患者の呼び出し

個室体制で対応している都合上，待合室の患者にマイクで声かけをしたのち，担当者が部屋まで直接案内する方式を採用している（図2-13）．1人で部屋を探す不安感の解消と持参した荷物の介助，当日の患者の身体的動作の不具合などが確認できる．

診療区域への扉，個室の扉などすべてが内部からの操作やフットセンサー方式となっており，診療内容によって使用する個室も異なるため，案内を必要とする．診療が終了した後は1人で待合室に戻っていただくことにしている．

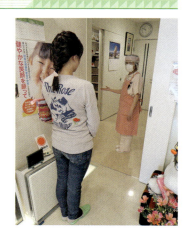

図2-13　患者を個室に案内．感染防止対策をしているスタッフの服装にも注意．

診療室のBGM

タービンハンドピースの音だけでは味気ないので，リラックスするように各種のCDを購入しBGMを流している．スタンダードを歌手が歌うよりも音楽だけ流したほうが快適なようである．とくにクラシック音楽中心のほうが概して落ち着いてもらえるようである．海辺の環境音や自然界の音の場

合は映像がないと音量が安定しにくい．

さらにインテリアも音楽も季節に合わせ，毎月交換すると患者には好評である．真夏にはハワイアン，クリスマスが近づくとクリスマスソングをかけ，インテリアも夏模様やクリスマス仕様にと行事に合わせ変えている．

患者の緊張を和らげるアロマテラピー・香り

従来からの歯科診療室のイメージはクレゾール石けん液かホルマリン薬の匂いであった．しかし，クレゾール石けん液やFC（歯科用ホルモクレゾール）が歯科診療室から消えた今日，緊張した心を鎮めることを目的としたアロマオイルを使用するのが効果的である．

高価なアロマディフューザーを設置するのも良いが，筆者の診療室では待合室や患者が移動する動線上に安価な小型のセンサータイプのディフューザーを数多く設置している．人感センサータイプのディフューザーが感知し，セッティングにより3分間か30秒間の自動運転にしてアロマオイルの香りが広がるようにしている（図2-14）．

さらに歯科用ユニットには個別に小型のアロマディフューザーを設置し，患者を歯科用ユニットに案内するとき事前にスイッチを押すと，その後10分間ファンが作動し，芳香している．電池式でコンパクトであり，安価でもある（図2-15）．

緊張している患者は薬剤の匂いがするとさらに緊張度は増幅する．それを防ぐには適切なアロマオイルを選択し，緊張をほぐせるように気をつけている[3,4]．診療室内や廊下などは柑橘系，花粉症の季節にはペパーミント・ユーカリのブレンド系で満たす．ただし，ラベンダー系のオイルは妊婦への影響があるため除外している[5]．

診療時に使用する穴あきタオルにもオイルを染み込ませることで，より一層のリラックス感を患者に与えるようにを心がけている．そのためか，患者は診療中にお休みになる方が多い．また事前の準備を万全に整えておけば診療中にスタッフへの指示を声高にすることもなく静かな状態で，適切な温度と湿度を保てばリラックスするのは自然の成り行きである．リラックスして開口が困難になるのを防ぐにはバイトブロックを併用すれば良い．

トイレについては診療室内とは異なる香りのスプレー缶が定期的に噴射し（図2-16），いつ使用しても快適な状態を維持している．

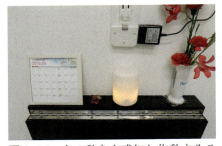

図2-14 人の動きを感知し作動するライトを兼ねたアロマディフューザー（センサーアロマエコフィール）．

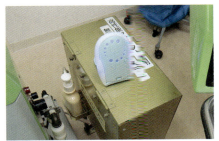

図2-15 歯科用ユニットに装着されたアロマディフューザー（テンミニッツアロマライト）．

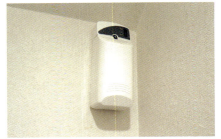

図2-16 トイレ用電池式ディスペンサー．

参考文献

1. 田口正博．チェアーサイドのインフェクションコントロールガイドブック．1999；東京：デンタルダイヤモンド，12-13．
2. 田口正博．歯科医療における院内感染予防への第一歩．―できるところから始めよう―．2005；東京：クインテッセンス出版，19-21．
3. 浅田 薫．意識下手術患者の不安軽減へのアロマテラピーの効果．公立能登総合病院医報雑誌．1998；9：40-42．
4. 川崎道昭．においのヒトへの効果とその計測．日本化粧品技術者会誌．1998；32（3）：247-252．
5. アロマテラピー検定テキスト1．東京：アロマテラピー協会，2000．

Chapter1のまとめ

ステップ1

スリッパ
- 薬液清拭

室内
- 除湿器設置（梅雨期）
- 加湿器設置（冬期）
- 空気清浄機設置
- 手すり設置
- 杖の先端の清拭

防犯
- 昼休み施錠
- 消火器、非常灯、報知機器の毎年の点検
- 受付クローズタイプ

トイレ
- 香り
- 男女共用の対策（使用後チェック）

（余裕あり／防犯対策）

ステップ2

スリッパ
- 紫外線殺菌灯付き保管庫設置（スリッパと下足分別）
- BGM（リラックス効果を期待）

- インターホン設置
- 防犯カメラ設置
- 二重扉対応

トイレ
- 自動水栓
- 便座きれいくん設置

ステップ3

- 植物系-造花
- 季節ごとのインテリア
- 自動アロマ噴出器
- 自動ドアロック
- 電話機でドア開閉
- タッチパネル式開錠
- 専用の杖を用意

スリッパ
- 脱臭剤を準備（セラミック炭）

トイレ
- スプレー缶の定時噴射
- 紙コップ
- ペーパータオル
- エアータオル

診察室
- バリアフリー
- アロマテラピー対策
- 小型センサータイプのアロマディフューザー設置

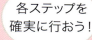

各ステップを確実に行おう！

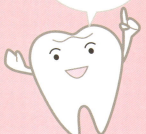

Chapter 2 ≫

問診および血液検査対策と
患者・スタッフの診療時の服装

― 患者の協力を得るための診療姿勢とは ―

Suggestion 3　初診問診時の注意点と服装への注意

初診時受付・問診票

　新患が来院したとき，保険証を受け取り，問診票に記入してもらう[1]．問診票を記入するときに提出した保険証の返却を希望する患者がいるが，この場合，他人の保険証による不正使用が多いので気をつける（図3-1）．

　問診票は，わかる範囲内で記入していただくように告げ，記入後に保険証との記載事項と照合する．記載事項と異なる場合には毅然と問いただし，不正使用と確認できた場合には，本保険証で保険診療は実施できないと断る．

　複数で来院した場合，本人自身が記入するよう指示したにもかかわらず受診する本人が記載せずに付き添い者が記入する場合も注意が必要である．また，メモをみながら記入する場合も同様で，不正使用の疑いがある．とくに疑いが強い場合には診療室に入室後，再度，氏名・住所・生年月日を用紙に記入してもらい再度の確認をする．

　筆者の診療室の土地柄もあるだろうが，上記の関門をクリアしても記載年齢とみた目年齢がそぐわないこともある．また，保険証に記載の性別と，外見上の性別が一致していないように思われるケースもある．そのような場合でも，記載事項に問題がなければ適切に処理をしている．

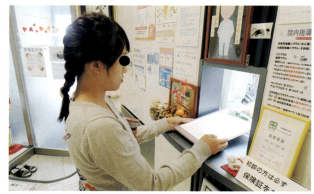

図3-1　診療申込書を受け取る．

診療システム案内ファイル

　歯科用ユニットに着席するまでの間に荷物の置き場所，ジャケットの置き場所，髪の毛対策，口腔内消毒，口腔外消毒，口紅，リップクリーム除去などを実施するために事前に案内ファイルを読んでもらうことでスムースに対応できる（図3-2，3）．

　診療システム案内ファイルがなかったときは，初診ごとに説明をするため，長時間を要した．本システムを採用したことにより患者は入室前に口紅やリップクリームを除去したり，髪の毛を結んでくれるようになり時間の短縮に役立っている．

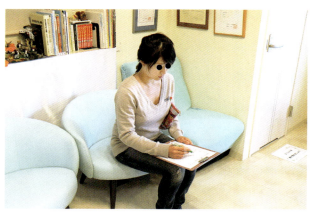

図3-2　申込書の記入．

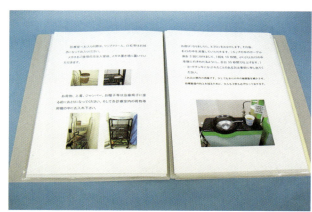

図3-3　診療システム案内ファイル．

問診および血液検査対策と患者・スタッフの診療時の服装　Chapter 2

問診票の内容

　問診票の内容は氏名，住所，電話番号，勤務先，職業，紹介者の有無のほか，来院理由，現在の健康状態，全身的疾患，体質的異常，血圧，内科的疾患の有無，注意する薬，投薬の有無，血液型，過去の歯科治療時での不快症状の有無，手術歴の有無，輸血の既往，肝炎，腎疾患などの既往，肝炎などの家族歴の有無を記入してもらう．そのほかにかかりつけ医院の有無，受診希望曜日，来院希望時間帯も記入してもらう．

　初めて診察する患者の状態を短時間で効率的良く問診することが重要である．とくに薬物アレルギーの有無は，投薬する際には最重要事項のひとである．さらに糖尿病，高血圧，がんなどの罹患状況の有無や骨粗しょう症などの投薬の有無は今日，歯科医療を実施する際には必ず事前に把握しなければならない．

診療区域入室時の衣類への注意事項

　患者が持参したバッグ，上着，コートなどはユニットに着席する前に，入室後のドア付近に荷物用スタンドを設置しているので，まとめておいてもらう．コート類はもちろんのことジャケットなどの上着もユニットに着席するとシワになるため備え付けのハンガーに掛けてもらう（図3-4〜6）．最近，飲食店でも自分の荷物を足元の専用籠に入れるシステムを取り入れているところが多くなっている．

　患者は（案内をせずにいると）入室後，荷物や衣類の置き場に困り，床や消毒済の場所におくので注意する．最近ではスマートホンや鍵などを持参することが多く，治療中にポケットより落ちることがあるため，歯科用ユニットに座る前にポケットのなかの持ち物を出していただくようにしている．

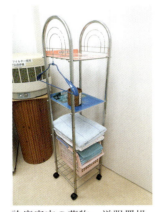
図3-4　診療室内の荷物，洋服置場．

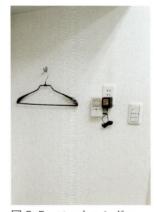
図3-5　コートハンガー．

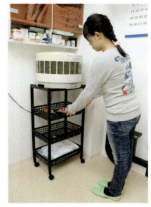
図3-6　荷物の置き場．

眼鏡，髪の毛，口紅，リップクリームへの対策

　水平位診療を実施する場合，患者の眼鏡は外し，荷物用スタンド内に眼鏡入れを設置し，そのなかに入れてもらうようにしている（図3-7）．

　ロングヘアーの場合，水平診療を実施するとヘッドレストの左右に髪の毛が垂れ下がり，術者やスタッフの膝に触れるため，ユニットを倒す前にバンッタやゴムで結んでもらう．

　口紅，リップクリームは，待合室で診療前ファイ

29

Suggestion 3　初診問診時の注意点と服装への注意

ルを読んでいるため，待合室で患者自身が処理していることが多い[2]．

エプロンについてはディスポーザブル製の防水シーツを利用している．表面は吸水性，裏面は撥水性で，液体を垂らしても浸み込まない（図3-8〜10）．

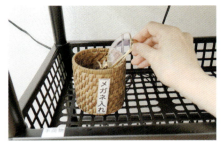
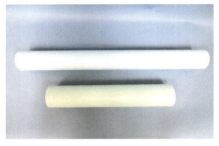

図3-7　眼鏡の収納カゴ．
図3-8　各種医科用ディスポーザブルシーツ．

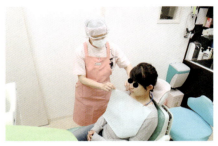
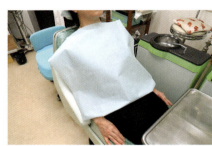

図3-9　患者への紙製エプロンの装着．
図3-10　汚染の範囲が広い場合には肩まで覆う大型のエプロンを装着．

問診内容について

担当歯科医師が個人情報の取り扱いには十分注意する旨を告げてから，記入された問診票に基づき氏名，住所，電話番号のほか，職業欄の再確認を実施する（図3-11）．職業については，いわゆるハイリスクグループに属する職業（例えば医療従事者など）であるかを確認するための重要な事項である．

つぎに全身疾患など，投薬，手術歴，輸血，タトゥーの有無，アレルギー，感染症罹患の有無や血液型や血圧を尋ね，血圧に異常のある場合には血圧測定を実施する（図3-12〜15）．過去に不整脈や高血圧，低血圧の患者を何人も発見している．その後，当歯科医院に来院した歯科疾患の主訴を聴く．

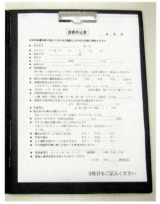
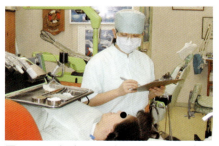

図3-11　問診の基本になる診察申込書．
図3-12　個室にてプライバシーが守られた状況で問診を行う．問診が終了してからタオルなどを被せる．
図3-13　肝炎などの既往歴も漏れなく問診する．

問診および血液検査対策と患者・スタッフの診療時の服装　Chapter 2

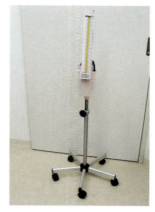
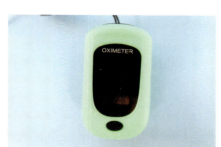

図3-14, 15　血圧計とパルスオキシメーターは常備されている．

自院の診療方針の説明

　待合室でファイルを読み終わった内容の確認や完全予約制であること，受診希望日および時間帯，キャンセルなどについての確認を事前に行う．なお，患者の口腔内の現状については口腔内カメラで撮影し，眼前のモニターで写し，目で確認してもらっている（図3-16, 17）[3]．

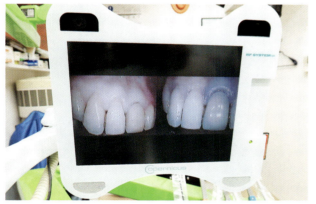

図3-16　すべてのユニットに装着されたモニターシステム．

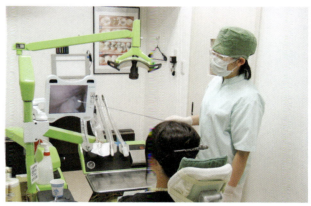

図3-17　目視で確認して理解を深める．

術前の血液検査の必要性

　医科における外科処置と同様に観血処置が頻繁に実施されるのが歯科医療である．しかし歯科医療においては，医科における観血処置ともっとも異なる対応は感染症などへの罹患状態の確認を問診のみに頼り，術前に血液検査を実施していないことである．

　血液からの水平感染による危険性は同等にもかかわらず，歯科においては長い間血液検査がほとんど実施されていないことが歯科医師や歯科医療従事者のHBs抗原や抗体の保有率の高さの原因のひとつであると考えている．実施されない理由を歯科口腔外科医に聞いても，明確な回答は得られないことも少なくない．

　佐々木[4]は大学病院口腔外科に紹介された患者全員のHCV血液検査を実施すると多くのキャリアが確認され，術前の血液検査の必要性を訴えている．江田[5]，河野[6]らも歯科医療における血液検査の必要性を訴えた．

Nagao[7]によれば歯科医師の21.7％にB型肝炎の既往があったと報告している．これは，一般人の感染率よりも高率である．

血液検査実施時の同意について

問診で過去に手術の既往歴や職種からハイリスクグループに属し，さらに口腔内を診査し，観血処置を実施する頻度が高いと判断した場合には血液検査を実施したい旨を告げ了解を得る．歯科医師会によっては曝露事故後の血液検査実施時の同意書を準備しているところもある．検査項目や具体的な検査方法については後述する．

筆者の経験では問診時にすべての感染症の有無を尋ねた際，「なし」と回答した患者が治療完了後に電話で「実は私はHIV患者である」と告げられたことがあった．また，問診でHIVキャリアであると告白した患者に，前に通院していた歯科医院でも正直に告げたかを尋ねると，「聞かれなかったので告げなかった」という事実もある．

血液検査の同意書に関しては，HIV検査については同意書が必要である．厚生労働省の平成5年7月13日[8]，平成16年10月29日[9]の通知で「患者本人の同意を得ること」と記載されてはいるが，「同意書」とは書かれていない．しかし，トラブルや裁判になった場合を想定すると，損害賠償目的で，「同意を得ていない」と主張することもありえるため，同意のあった証拠である同意書を残しておくことが求められる．その背景として梅毒やHBV，HCVによる疾患は治療可能な疾患であるのに対し，現在のところエイズの完治は不可能で，偏見や差別の対象となりやすいことが挙げられる．

筆者もHIV検査を実施する場合は同意書を準備している[10]．そのほかの検査の場合は必ず同意を得るようにしている．米国ではCDCから2006年に，HIV検査に関するガイドラインが発表されている．概略としては，医療機関では13～64歳までのすべての人を対象に全例でHIV検査を行うことを推奨している．そして，明らかな感染リスクがある人に対しては，最低年1回の検査を実施する．検査はOpt-Out方式で，拒否しないかぎり実施する．口頭で説明し，同意書もカウンセリングも不要である．医療機関でHIV検査を積極的に実施し，早期発見につなげることが，感染拡大を防ぐ方法として推奨されている．

歯科医院での採血と検査方法

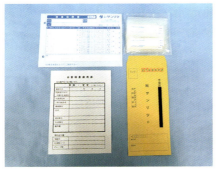

図3-18　血液検査の申請書類一式．

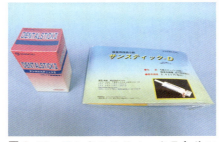

図3-19　デンタルスティックⅡとサンスティック-D．

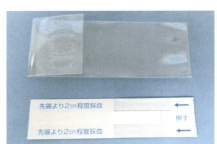

図3-20　採血用濾紙と移送用ビニールケース．

問診および血液検査対策と患者・スタッフの診療時の服装 — Chapter 2

21 | 22

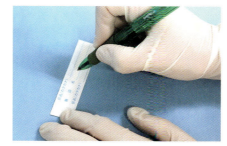
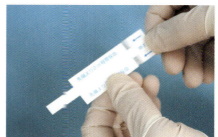

図 3-21 採血前に名前などを記入．
図 3-22 濾紙部分を露出し，採血準備．

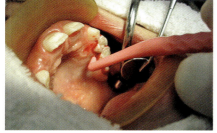
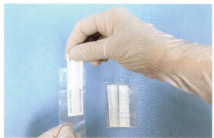
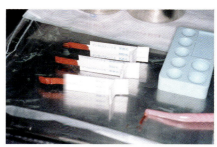

図 3-23 通常上顎大臼歯舌側歯間乳頭部より採血．
図 3-24 濾紙部分に血液を十分染み込ませる．
図 3-25 検査項目より1枚多く採血する．

26 | 27

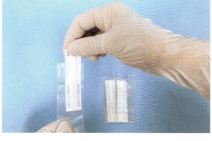
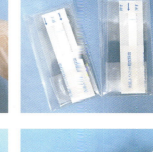

図 3-26，27 採血後，自然乾燥させ，ビニール袋に封入．

28 | 29

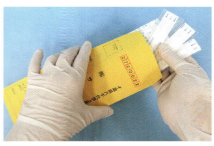

図 3-28 検査依頼書に記入．
図 3-29 付属の封筒にて発送．

　歯科医療の一貫として腕から静脈血を採血した場合の患者の忌避感は尋常ではない．そこで，歯科医師の守備範囲である口腔内歯肉より濾紙に採血する．そして筆者は郵送検診による血液検査を採用している．

　静脈血による検査法と全血による濾紙検査法の信頼性については同等であり[11]，患者も受け入れやすい（図 3-18〜29）．

　通常，上顎大臼歯舌側歯間乳頭部に歯間ブラシを挿入すると簡単に出血を促すことができる．下顎でも良いが，舌や唾液が採血を妨げるため上顎からの採血を勧めたい．なお，歯肉からの採血が難しい場合は指から行う（図 3-30〜33）．出血した血液を濾紙に吸着させ自然乾燥後（ドライヤーなどで乾燥してはならない），検査会社に郵送する．

　検査会社は㈱サンリツ1社のみで専用の検体が封入されたビニール袋を専用封筒に入れ，血液検査依頼書とともに郵送する（図 3-28，29 参照）．結果

は数日後に郵送にて報告される．

　早急に結果が知りたい場合，依頼した歯科医師宛に電話で報告するよう依頼書に記入する．最短で検体が検査会社に到着後，中2日で検査結果を得ることができる．なお非特異反応による検査結果が不明瞭な場合の再採血を防ぐため，検査項目数をよりひとつ多く採血しておくと良い（図3-25参照）．

　歯科で保険請求が認められる検査項目はHBs抗原とHCV抗体の2項目である．ただし摘要欄にはハイリスク職業，肝炎既往歴あり，輸血既往歴あり，家族に肝炎疾患ありなどを記入する[12〜21]．HIVとTPHA，HTLV-1検査は自費にて請求する．医科と同様にHIV，TPHA，HTLV-1も保険請求を可能にしてもらいたい（図3-34，35）．

30|31

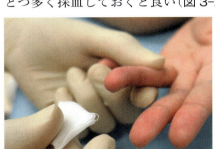
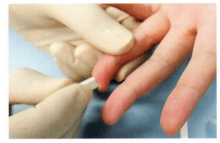

図3-30　歯肉からの採血が難しい場合は指から採血する．
図3-31　指を消毒後，専用穿刺器にて穿刺する．

32|33

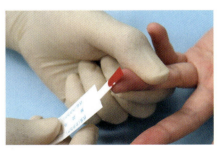
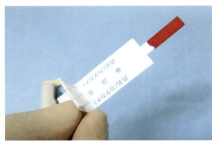

図3-32　穿刺した指より素早く採血．
図3-33　濾紙に十分吸収された血液．

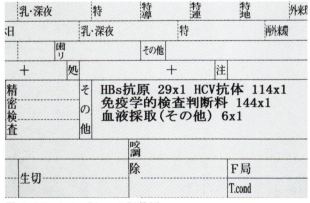

図3-34　レセプトへの記載例．

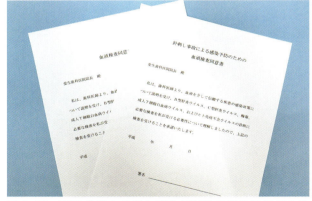

図3-35　HIV検査や針刺し事故（切創）の場合に使用する同意書．

治療を断る手段にしてはならない

　血液検査の注意点としては検査結果が陽性のとき，患者の治療を断る手段にしてはならない．
　検査結果がプラスになり本人に自覚がある場合には，現在の疾患の状況および感染症の主治医の意見を聴取する．
　本人が感染症罹患の自覚のない場合には，専門内科での受診を促し，現在の状況を把握してから本格的な歯科医療に入る．そして，可能なかぎり出血や

エアロゾルの発生しない治療方法を選択することは言うまでもない．

なおB型肝炎ワクチンの日本の歯科医師の接種率については，諸外国の歯科医師に比較し著しく低い[22]．したがって，スタッフ全員にB型肝炎ワクチンを接種していない歯科診療室においては早急に検討するべきである．

STEP 1→2→3

ステップ1
血液検査会社㈱サンリツに問い合わせ，登録をする．

ステップ2
問診などで患者に事前に血液検査のことを伝え，了承が得られたのちに歯間ブラシを用いて口腔内より採血する．

ステップ3
同意書を準備する．結果を本人に伝え，治療方針の決定に役立てる．

参考文献

1. 田口正博．歯科医療における院内感染予防への第一歩．―できるところから始めよう―．2005；東京：クインテッセンス出版．19．
2. 田口正博．歯科医療における院内感染予防への第一歩．―できるところから始めよう―．2005；東京：クインテッセンス出版．20-21．
3. 田口正博．歯科医療における院内感染予防への第一歩．―できるところから始めよう―．2005；東京：クインテッセンス出版．9，22-23．
4. 佐々木次郎ほか．歯科治療における職業感染．特にHCV感染について．第9回日本環境感染学会抄録集．1994；113．
5. 江野綱文．歯科診療とC型肝炎．第12回日本環境感染学会抄録集．1997；95．
6. 河野誠之ほか：歯科治療におけるHCV抗体検査の必要性．第12回日本環境感染学会抄録集．1997；95．
7. Nagao Y, Matsuoka H, Kawaguchi T, Ide T, Sata M. HBV and HCV infection in Japanese dental care workers. Int J Mol Med. 2008；21(6)：791-799．
8. 厚生省保健医療局エイズ結核感染症課長．健医発第78号．平成5年7月13日．
9. 厚生労働省健康局疾病対策課長．健発第1029004号．平成16年10月29日．
10. 独立行政法人国立国際医療研究センター．エイズ治療・研究開発センター資料．2010．
11. 田口正博，平山聖二．歯科診療室における簡易な血液検査法のすすめ―ろ紙法によるHBs抗原，HBs抗体およびHCV抗体検査―．環境感染．2003；18(2)：259-264．
12. 西沢光生，中川清，浅野正男，佐藤正俊，大島基嗣，西原英志，高橋利次，斎藤毅．耳朶および歯肉穿刺法によるHBs抗原の検出法について．日歯周病誌．1986；29(1)：222-227．
13. 中川清，川田行典，川辺芳則．簡易濾紙血（デンタルスティック）を用いたB型肝炎ウイルスの検出．歯科展望．1987；69(3)：693-702．
14. 鈴木和香奈．血液検査（デンタルスティック）．デンタルダイヤモンド．1992；17(3)：186-191．
15. 田口正博．プロローグ／血液検査の必要性．歯界展望．1996；85(1)：185-194．
16. 田口正博．歯科診療室における血液検査用器材．歯界展望別冊．いま注目の歯科器材・薬剤2002．2001；152-156．
17. 田口正博．歯科診療室における簡易な血液検査法のすすめ―簡易濾紙法による院内感染予防対策―．日歯評論．2003；63(9)：129-136．
18. 田口正博．歯科診療室における簡易血液検査法①．日歯広報．2004；1319．
19. 田口正博．歯科診療室における簡易血液検査法②．日歯広報．2004；1320．
20. 田口正博．歯科診療室における簡易血液検査法③．日歯広報．2004；1322．
21. 田口正博．歯科診療室における実践的血液検査．季刊・歯科医療．2002；16(4)：5-12．
22. 小林謙一郎．歯科診療所における針刺し・切創とB型肝炎ワクチンの接種状況に関する調査．環境感染．2015；30(5)：348-353．

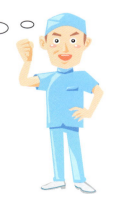

歯科医療は観血処置の連続！事前に血液検査を行い感染症の罹患状態を把握しよう！

Suggestion 4

診療時のスタッフの服装

白衣の交換

　服装対策については OSHA（米国労働安全衛生局）によれば歯科医院で働くスタッフの白衣などの交換頻度については毎日交換と定められている．鈴木らは多剤耐性菌の抑制には，毎日の白衣交換を推奨している[1]．

　野上らはユニフォームの汚染状況は両袖と後面の裾に菌量が多いと報告している[2]．筆者の医院でもこれらに従い院長をはじめスタッフ全員が毎日，白衣の交換を遵守している（図 4-1～3）[3]．

　院長をはじめスタッフは全員，通勤着から診療着に着替える．交差感染の危険性があるため決して通勤着の上に白衣を着ただけで診療に対応してはならない．内科のように主たる対応が問診であればそれも良いであろう．しかし歯科医療は小外科手術の連続で，ほとんどが観血処置である．目視できるレジンなどの切削粉だけでなく，取り扱いの難しいエアロゾルが切削器具や超音波スケーラー，スリーウェイシリンジなどの使用により頻繁に発生し，衣服に降り注ぐからである．

　もし着替えずに感染症キャリアのエアロゾルが多量に降り注がれた衣服で，診療後に飲食店に行ったり，帰宅後に家族に接することを想像すれば着替えずにはいられないであろう．以上の理由により歯科医療従事者の服装は医科で外科手術をするときと同様に考慮するべきである．決して通勤着に白衣などを引っ掛けたような状態で，歯科医療に従事してはならない．筆者の医院では O-157，MRSA，黄色ブドウ球菌，肺炎桿菌，大腸菌，サルモネラ菌に対し，繊維状の菌の増殖を抑制し，洗濯耐久性の優れた素材の白衣を使用している．

　手術の際には滅菌ガウンと滅菌グローブにて対応する（図 4-4～6）．装着の仕方はガウン外部に触れぬように注意深く装着する．装着方法の詳細は成書にて確認していただきたい[4]．

　院長の白衣などの処理については複数枚準備し診療室内で洗濯，ガス乾燥機で対応している．白衣の交換を毎日クリーニング屋で対応すると経費は膨大になる．スタッフの白衣やエプロンについては最初に複数枚支給し，自宅にて対応する．エプロンは毎日交換し，汚れた場合には即座に交換する．

　保健所での検診時にはディスポーザブルの白衣，マスク，キャップを持参し，検診後に廃棄を保健所に依頼する．また一般家庭に往診した場合はすべてもち帰り処分する．検診時のグローブ交換は患者ごとに交換し，同じグローブで検診を続行せぬように注意する．

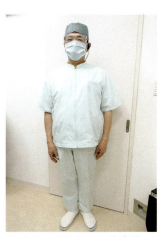

図 4-1　ドクターの診療着．

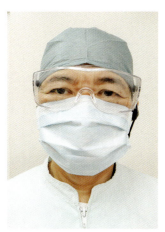

図 4-2　キャップ，ゴーグル，マスクの装着．

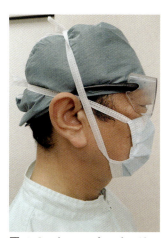

図 4-3　キャップ，ゴーグル，マスクは隙間なく装着する．

問診および血液検査対策と患者・スタッフの診療時の服装　Chapter 2

以前，開業していた地域で，歯科検診の際，グローブを交換せずに児童に対して検診を実施していた歯科医師に対するクレームが地域の保健所にもたらされたことがある．

児童の保護者は自分の子どもの順番がまわってくるまで，歯科医師の検診の様子をみて，児童ごとにグローブの交換がなされてないことを確認したとのことであった．

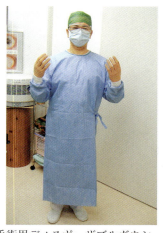
図4-4　手術用ディスポーザブルガウン．

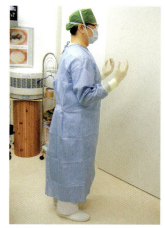
図4-5　滅菌グローブを装着した状態．

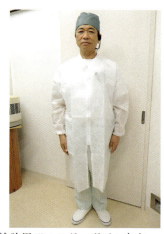
図4-6　検診用ディスポーザブル白衣．

STEP 1→2→3

ステップ1：通勤着から診療着へ上下着替える．

ステップ2：歯科医師は毎日交換，スタッフはエプロンが汚れたら交換する（毎日，数回実施）．

ステップ3：手術時，感染症患者の治療時にはディスポーザブルガウンにて対応する．

キャップと頭髪

キャップについてはドクター，スタッフともに不織布製のディスポーザブル製品を主に使用している．ドクターキャップは夏場には額に汗をかいたときに対応するパッド入りのキャップを使用し重宝している（図4-7）．

室内温度を25℃，湿度50％に設定すると女性スタッフにとっては快適であるが，男性術者にとっては暑く感じる．さらに緊張した治療が続いたときには汗をかくことが多い．

スタッフのキャップについては可能なかぎり，髪の毛や耳を外に出さぬようにする．したがって，通常の大きさのキャップでは髪の毛を全部入れることは難しいので，特殊なナース用オペタイプのキャップを装着している．診療室の床を汚す一番の原因は髪の毛である（図4-8～10）．

| Suggestion 4 | 診療時のスタッフの服装

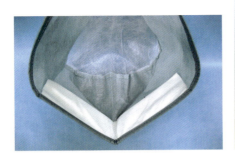
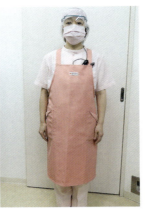

図4-7　夏期に使用する汗取りパッドの付いたキャップ．
図4-8　スタッフの診療着．

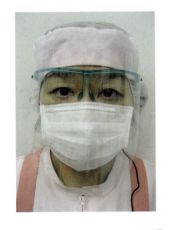
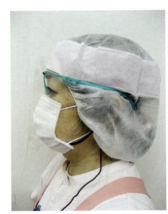

図4-9　スタッフのキャップ，フェイスシールド，マスクの装着．
図4-10　髪の毛は全部キャップ内に入れる（現在，ピンク色のキャップは製造中止のためブルー色のみの販売となっている）．

STEP 1→2→3

ステップ1　診療室内では術者，スタッフともに常時キャップをかぶる．

ステップ2　キャップは毎日交換する．

ステップ3　外科手術時のような髪の毛や耳がすべて内側に入るキャップを選択する．

マスク

　マスクについてはグローブ，ゴーグル同様重要な防護具の1つである．当医院ではドクター，スタッフともに毎日交換が基本である．しかし，最近はインフォームドコンセントが診療には欠かせないため患者と話をすることが多い．当然，マスクの内側は唾液で濡れ，息苦しさを生じるようになる．このように通気性に問題が生じたら直ちに交換するべきである．息苦しさを回避するために口からマスクをずらしたり，鼻を露出した状態で装着するようではマスクを装着する意味がない．

診療中の汚れた手指でマスクに触れぬようにすることが重要である．米国では術者が術中に頻繁にマスクに触れるらしく患者ごとにマスクを交換している．いずれにしても物資が豊富で，治療費が高く，歯科医療における感染制御を心置きなく実施できる環境下にある米国での話である．2008年より東京都新宿区ではすべての医療機関の全従業員に毎年，結核の検査結果の報告が義務づけられた．ご存知のようにわが国において結核は最大の感染症のひとつで，平成27年厚生労働省の結核登録者情報調査年報集計結果によれば，年間18,000人以上の結核患者が新たに登録されており，死亡者数は1,955人を数える．したがって，呼吸器疾患の疑いの高い患者を診療する場合には，最高グレードのN-95マスクを装着すると良い（図4-11～19）．通常はサージカルマスクのゴムタイプかヒモタイプのいずれかを使用する．

歯科医療において患者は口腔内を開かずには治療を実施することは不可能である．術者のみならずスタッフ全員の対策が必要である．価格については同品質であればヒモタイプのほうが安価である．さらに非装着時のマスクの使い勝手の面からも筆者はヒモタイプマスクをお勧めしたい．

ゴムマスクは折りたたんでポケットに収納すると

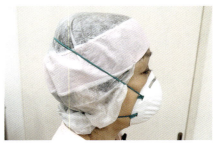

図4-11　濾過能力の優れたN-95マスクの装着状況．

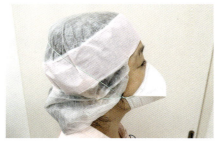

図4-12　収納に便利な折りたたみ式N-95マスク．

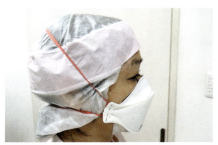

図4-13　形態の異なるN-95マスク．

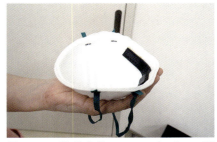

図4-14　装着方法．マスクとゴムの間に手を通す．

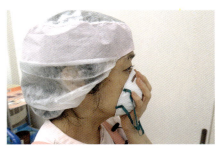

図4-15　マスクを顔にあてる．

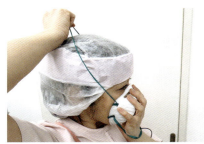

図4-16　マスクの上側のゴムを頭頂部付近にセットする．

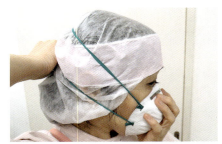

図4-17　マスクの下側のゴムを首付近にセットする．

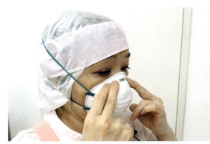

図4-18　鼻部分の針金を調整し，密着させる．

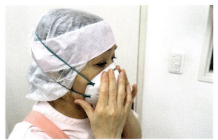

図4-19　装着具合の確認する．

Suggestion 4　診療時のスタッフの服装

鼻の高さに合わせた針金まで変形する．ヒモマスクの場合は首から下げられるため変形することはない．しかし，ヒモタイプマスクの場合，女性スタッフに好評のピンク色がないため，当院ではスタッフ用にゴムタイプマスクを採用している．前述のごとく一部のガイドラインによればマスクは患者ごとに交換と記載されているが，日本の現状はその領域に達していない．

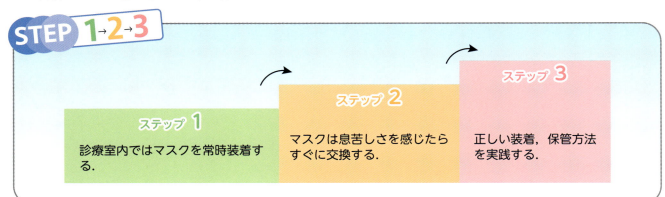

STEP 1→2→3

ステップ1　診療室内ではマスクを常時装着する．

ステップ2　マスクは息苦しさを感じたらすぐに交換する．

ステップ3　正しい装着，保管方法を実践する．

ゴーグル

ゴーグルについては眼粘膜からの感染を考慮した場合[5,6]，歯科医療においては欠かせない装備品の1つである．なぜなら歯科医療においては救急医療と同様に血液検査の結果を待たずに観血処置が頻繁に実施されるからである．

当医院においても保険診療請求の都合上，来院患者全員への血液検査の実施は困難である．さらに，HIVや梅毒の検査においてはハイリスクの職種を除いて血液検査実施のコンセンサスを得られる状況ではない．したがって，いかなるウイルスに罹患しているか判別できない状況下の患者が来院しても，術者らが眼粘膜からの感染を未然に防ぐにはゴーグルの着用以外に良い方法はみつからない．

ドクターは眼鏡を装着していることが多いので，その上から装着可能なひさしのある大きめのゴーグルを選択する．スタッフは裸眼の上から装着することが多く，自分の顔の大きさと装着備品に見合ったゴーグルを選択する．その際，軽さやフレームの色やスタイルもゴーグルを選択する際の重要な要素の1つである（図4-20，21）．

筆者の医院でも通常診療用，眼鏡使用時用，マイクロスコープ使用時用，ヘッドライト使用時，拡大鏡使用時用と各種準備している（図4-22～26）．

ゴーグルの消毒方法については加熱滅菌を施すと簡単に変形するため，通常どおりグルタラールアルデヒド製剤などによる薬液消毒を実施し再使用している．消毒後は流水下で十分水洗を実施し，滅菌タオルで乾燥後保管庫にて保管する（図4-27，28）．

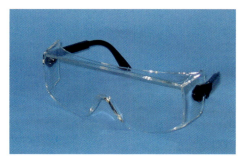

図4-20　眼鏡の上からでも使用可能なゴーグル．

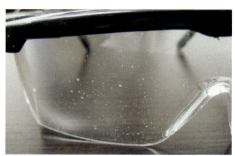

図4-21　ゴーグルに飛び跳ねた粉塵．

ただし，防曇加工が施されているゴーグルの一部にはグルタラールアルデヒド製剤による薬液消毒を実施すると，レンズに曇りを生じる場合があるので選択時には薬液消毒で変化しない製品を採用する．

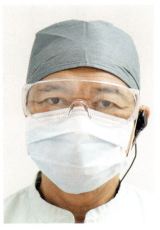
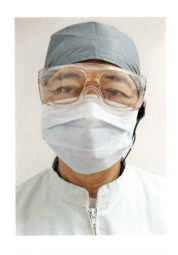

図4-22 裸眼に装着したゴーグル．
図4-23 眼鏡の上から装着したゴーグル．

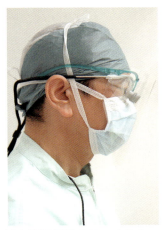
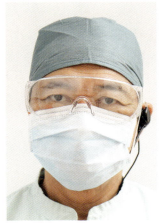
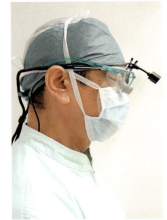

図4-24 ライト付ゴーグル． 図4-25 拡大鏡使用時のフェイスシールド． 図4-26 拡大鏡とライト使用時のフェイスシールド．

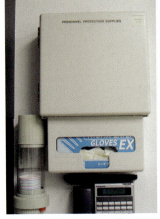
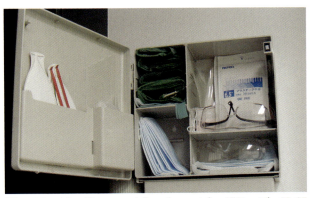

図4-27 各部屋に設備されたエマージェンシーボックス（保管庫）．

図4-28 ゴーグル，マスク，キャップ，グローブ，N-95マスクが装備された保管庫内部．

Suggestion 4　診療時のスタッフの服装

STEP 1→2→3

ステップ1
裸眼でも，眼鏡使用時でもその上からゴーグルを装着する．

ステップ2
ゴーグルは毎日交換する．

ステップ3
ゴーグルは水洗だけでなく，薬液消毒を行う．

診療用シューズ

　診療用シューズについては履きつぶし，汚れたら交換で対応している．基本的には術者，スタッフともに機動力を重視するためスリッパタイプではなく踵にベルトのかかるタイプか，はじめから踵があるシューズを選択する．

　さらに，治療器具を治療中に落とした際の安全性を考慮し，可能なかぎり落下物からの対応を考慮した硬めの素材を選択する．以前，白色の安全靴をみつけたのでスタッフに支給したが重くて，蒸れるとの意見が多く不採用になった．

　術者の診療用シューズについても上記と同様に鋭利な器具が落下しても貫通しない硬めの素材で，しかも夏期には靴内での蒸れを防ぐようにサイド部分にレース状の空気抜けのあるズックタイプを使用している（図4-29〜31）．

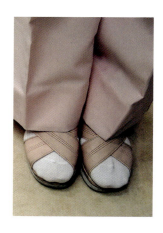

図4-29　サンダルは診療器具の落下があたったときに危険であるので診療室中は履かない．

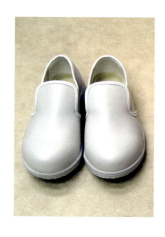

図4-30　工業用のつま先が覆われた安全靴は重くて，蒸れる．

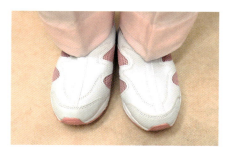

図4-31　ズックタイプのシューズを履いて診療を行う．

参考文献

1. 鈴木広道,石丸直人,木下賢輔,中澤一弘,大西 尚,木南佐織,多留賀 功,石川博一.医師における白衣の交換頻度及び聴診器の消毒に関する多施設共同横断研究.環境感染.2014；29(4)：265-272.
2. 野上晃子,赤松 啓一郎,小島光恵,中井知美,辻田 愛,西野由貴,神藤洋次,柳瀬安芸,南方良章.病院勤務者のユニフォーム汚染状況に関する検討.環境感染.2014；29(5)：345-349.
3. 田口正博.歯科医療における院内感染予防への第一歩.―できるところから始めよう―.東京：クインテッセンス出版.2005.
4. 田口正博.チェアーサイドにおける術者と患者対応.院内感染対策実践マニュアル.日本歯科医学会(監修).2015；京都：永末書店.42-44
5. Bond WW, Peterson NJ, Favero MS, Ebert JW, Maynard JE. Transmission of type B viral hepatitis via eye inoculation of a chimpanzee. J Clin Microbiol. 1982；15(3)：533-534.
6. 日本経済新聞.「医師,手術中にC型肝炎感染」.2004年5月30日発行.

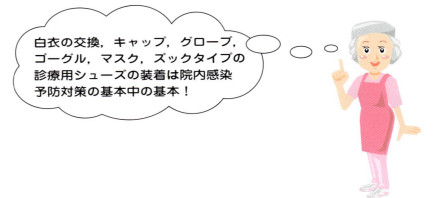

Chapter2のまとめ

ステップ1

問診
- ハイリスクの職業
- 手術歴　　○アレルギー
- 血圧　　　○全身疾患
- 輸血歴　　○血液型
- 感染症罹患歴
- 服薬　　　○タトゥー

以上を確認

血液検査
- 血液検査会社へ登録

受付
- 保険証提出
- 問診票の記入（自医院作成）
- 診療システム案内ファイルを読んでもらう

マスク
- 常時装着

キャップ
- 常時装着

ゴーグル
- 裸眼用
- 眼鏡使用時用
常時装着

白衣
- 診療着上下に着替える（通勤着から）

ステップ2

診察室
- 荷物用スタンド設置
- メガネ入れ　○帽子
- ハンガー　　○髪の毛用ゴム・バレッタ

入室前
- 患者に口紅、リップクリームを取ってもらう

血液検査
- 口腔内より採血（HBs抗原、HCV抗体検査）

白衣
- Drは　　○毎日交換
- スタッフは○毎日エプロン交換
- 　　　　　○白衣随時

マスク
- 息苦しいときは随時交換

キャップ
- 毎日交換

ゴーグル
- 毎日交換

ステップ3

血液検査
- TPHA、HTLV-1
  HIV検査追加
  同意書準備
- 血圧測定

白衣
- 手術時はディスポーザブルガウン

マスク
- N-95マスクの準備
- 正しい装着、保管

キャップ
- スタッフは髪の毛や耳が全部入るキャップを選択し、毎日交換

ゴーグル
- 薬液消毒
- フェイスシールドの準備

Chapter 3

手指衛生・グローブ対策および口腔内・口腔外の消毒とドレープ，タオル類の扱い

― ドレープは感染予防の必需品 ―

Suggestion 5

手指衛生・グローブ対策

手指衛生

米国CDC「医療現場における手指衛生のためのガイドライン2003」[1]には，手指衛生についてはつぎの①〜⑫のように記載されている．

① 手に，目にみえる汚れやタンパク性物質による汚染がある場合，非抗菌性石けんと流水，または抗菌性石けんと流水のいずれかで手を洗う．

② 手が，目にみえて汚れていなければ，擦式消毒用アルコール製剤を用いて日常的に手の汚染を除去する．

③ 患者と接触する前に手の汚染を除去する．

④ 患者の健常皮膚に接触した後は，手指の汚染を除去する．

⑤ 体液，分泌物，粘膜，非健常皮膚への接触や創処置の後に，たとえ手が目にみえた汚れがなくとも手指の汚染を除去する．

⑥ 手袋を取り外した後は，手指の汚染を除去する．

⑦ 食事の前やトイレの使用後は，非抗菌性石けんと流水もしくは抗菌性石けんと流水で手指を洗う．

⑧ 医療現場で手指衛生を目的としてアルコールを主成分としない擦式剤を使用することについては，未解決問題である．

⑨ 擦式消毒用アルコール製剤で手指の汚染除去をする場合，製剤を片手の掌に取り，手の全表面をくまなく手が乾くまで擦り込む．

⑩ 石けんと流水で手を洗う場合，まず水で手を濡らし，メーカーの推奨する量の製品を手に塗り，少なくとも15秒間は，手や指の全表面にいきわたるように両手を強く擦り合わせる．水で手をすすぎ，使い捨てタオルを用いて完全に乾かす．

⑪ 吊るした布製タオルもしくはロールタオルの汎用は医療現場では推奨できない．

⑫ 手術時の手指スクラブ（ブラシによる手洗い）にあ

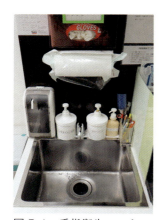

図5-1 手指衛生コーナー．

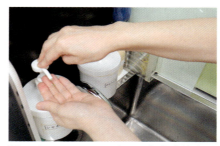

図5-2 ディスペンサーより殺菌消毒用手指洗浄剤の取り出し．

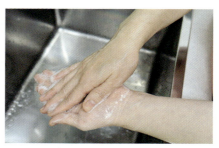

図5-3 手のひらのもみ洗い．

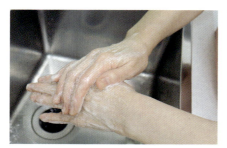

図5-4 手の甲のもみ洗い．

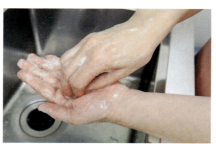

図5-5 指先の洗浄．

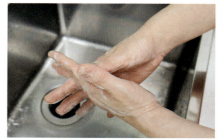

図5-6 指の間の洗浄．

手指衛生・グローブ対策および口腔内・口腔外の消毒とドレープ，タオル類の扱い　Chapter 3

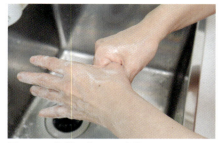
図5-7　親指の根元の洗浄．

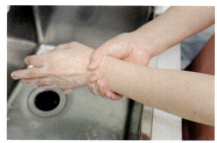
図5-8　手首の洗浄．

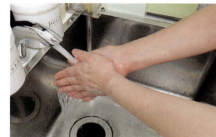
図5-9　流水下にて水洗．

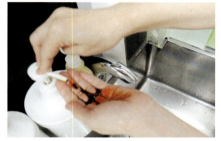
図5-10　ポビドンヨード剤の取り出し．

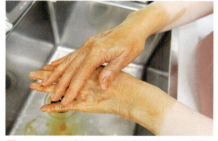
図5-11　ポビドンヨード製剤による洗浄．

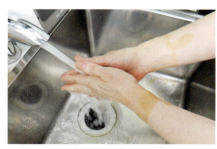
図5-12　流水下にて水洗．

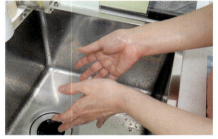
図5-13　水滴をはらい落とす．

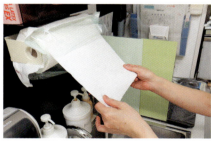
図5-14　滅菌ペーパーを引き出す．

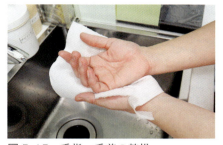
図5-15　手指，手首の乾燥．

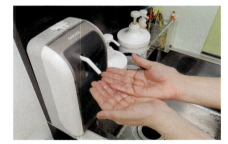
図5-16　アルコール製剤を取り出す．

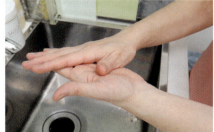
図5-17　速乾性擦式手指消毒．

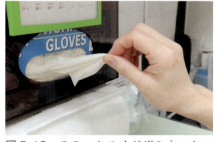
図5-18　ラテックスイグザミネーショングローブを取り出す．

たっては，指輪，時計，ブレスレットを外す．滅菌手袋を装着する前に，持続性のある抗菌性石けんもしくは擦式消毒用アルコール製剤のいずれかを用いて手指消毒を行うことが望ましい．

以上のように記載されており，これらを基準にした筆者の対応を図5-1～35で解説する．

以前の手指衛生においては滅菌ブラシを使用した方法であったが，現在はブラシで皮膚を傷つける方法よりも数種類の消毒薬を使用してもみ洗いを実施し，最後にアルコール製剤による速乾性擦式手指消毒を実施する方法に変ってきている[2,3]．

Suggestion 5　手指衛生・グローブ対策

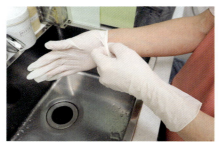

図 5-19　グローブの装着．

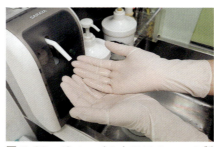

図 5-20　グローブの上にアルコール製剤を取り出す．

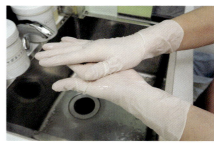

図 5-21　グローブの上から速乾性擦式手指消毒を実施する．

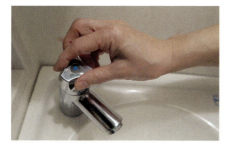

図 5-22　直接カランへの接触は不潔である．

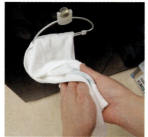

図 5-23　繰り返し使用されるタオルによる乾燥も不潔である．

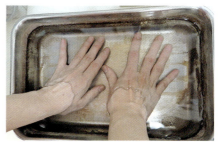

図 5-24　ベースン法による手指消毒は禁忌．

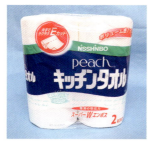

図 5-25　滅菌して使用する安価な被滅菌物のキッチンペーパー．

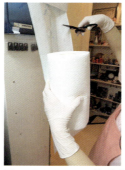

図 5-26　ロール状滅菌バッグを被滅菌物の大きさに合わせてカット．

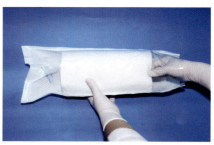

図 5-27　滅菌バッグ内に被滅菌物の挿入．

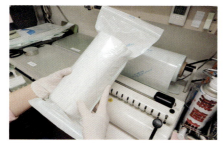

図 5-28　キッチンペーパーは滅菌バッグにて梱包しておく．

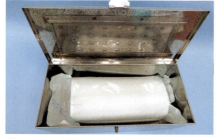

図 5-29　角カスト内の滅菌ペーパータオル．

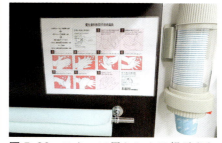

図 5-30　スタッフ用シンクに掲示された手指消毒法のパネル．

　当院では，まずシャボネットユ・ムS（図5-31参照）で手洗いし，水洗する．つぎにポビドンヨードで手洗いし，水洗後，滅菌ペーパータオルで乾燥させる．さらにアルコール製剤を噴霧して速乾性擦式手指消毒を行ってからグローブを装着する．さらに手指消毒法の手順は企業が作成したパネルをアレンジ

手指衛生・グローブ対策および口腔内・口腔外の消毒とドレープ，タオル類の扱い　Chapter 3

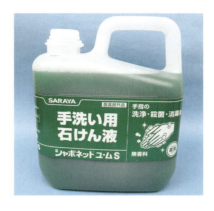
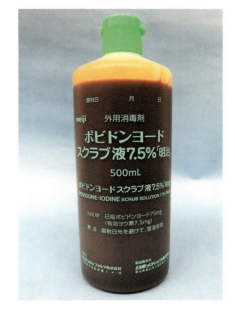

図 5-31　手洗い用石けん液．
図 5-32　ポビドンヨードスクラブ液．

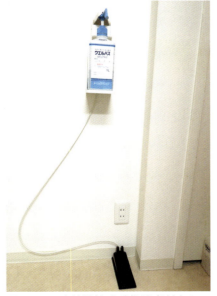
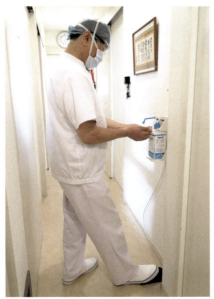
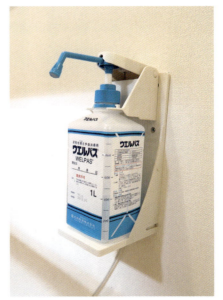

図 5-33　速乾性擦式手指消毒剤をセットしたスタンド．
図 5-34　個室診療室の出入りにともなう手指消毒法の実施．
図 5-35　速乾性擦式手指消毒剤ウェルパス®．

して，スタッフがシンクでの手指消毒時にみやすい場所に掲示して，その徹底を図っている（図 5-30 参照）．
　手術時の手洗い方法についても基本的には同じで，洗浄する範囲を肘部まで拡大することと手指洗浄操作を 2 回繰り返し，滅菌ガウンと滅菌グローブの無菌的装着方法を必須としていることである．

指輪，付け爪，消毒剤などへの対策

　CDC のガイドラインでは明確に禁止されてはいないが，実際に指輪をはめたまま手指消毒を実施すると，洗剤が指輪の下側に入り込みすすぎが難しくなる．乾燥についても同様の状況を呈する．

Suggestion 5　手指衛生・グローブ対策

乾燥が徹底されないと皮膚は白く脆弱になり感染しやすくなる．マニキュアや付け爪などについては日本の医療機関においては，たとえ手指にグローブを装着したとしても受け入れられることはない．

現在，さまざまな種類の手指消毒剤が販売されている．筆者は系列の異なる薬剤2種類と速乾性擦式手指消毒用のアルコール製剤を使用している．それぞれの薬剤をディスペンサーに入れ使用しているが，ディスペンサーは手動よりも自動式のほうが便利である．

なお，薬液の補充時には薬瓶に継ぎ足しをせずに必ず薬液消毒を実施した新しい容器に補充しなければならない．

薬液で洗浄後の手指の乾燥については，同じタオルを使用してはならない（図5-23参照）．一度使用した濡れたタオルには雑菌などが繁殖し，高価な手指消毒剤を使用した意味がなくなるため，毎回ペーパータオルを使用して乾燥する．使用するペーパータオルのグレードについての規定はないが，筆者は手術室において使用されている滅菌ペーパータオルの代替品として安価なキッチンペーパー（図5-25〜29参照）を高圧蒸気滅菌して使用している[9]．

手指の乾燥以外にアシスタントワゴンにも常備し，滅菌エリアの確保や準備器具のカバーなど手袋を装着したままで不潔区域に触れるとき，また，診療後のユニットのスワップ消毒など多目的に使用し重宝している．ペーパータオルの滅菌状況については，CI（ケミカルインジケーター），BI（バイオロジカルインジケーター）で確認した．

シンクについては水の飛び跳ねがあたらないよう，深めの泡沫水対応で自動水栓開閉タイプのカランを有するシンクであれば良い．カランが自動タイプではなく，自身の手指で閉める行為は，時間をかけ多くの手指消毒剤を使用し，きれいにした手指で多くの微生物が繁殖しているカランに触れることにより手指の再汚染が発生するため，至急交換すべきである（図5-22参照）．

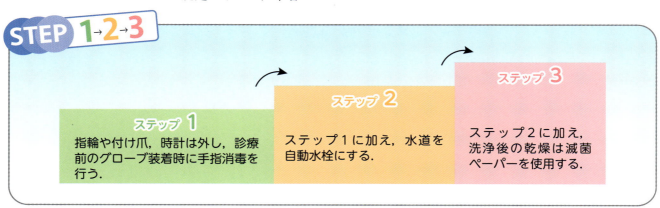

STEP 1→2→3

ステップ1
指輪や付け爪，時計は外し，診療前のグローブ装着時に手指消毒を行う．

ステップ2
ステップ1に加え，水道を自動水栓にする．

ステップ3
ステップ2に加え，洗浄後の乾燥は滅菌ペーパーを使用する．

グローブ対策

グローブの種類については従来からのラテックスグローブのほかにはニトリルグローブやプラスチックグローブなどがある．ニトリルグローブが販売された当初，色はブルーで硬く，伸縮性のない製品であったが，現在は色も白色からベージュ色まで存在し，厚みも多種類で，使い勝手が良くなった．

グローブ製品だけではなく，歯科領域におけるラバーダムにもノンラテックス製品があり，伸縮性に優れ重宝している．ただし，溶剤などの薬剤に触れると簡単に穴が開くため注意が必要である．

ビニールグローブについては製品の性質上，伸縮性はなく厚さやエンボス加工の工夫にとどまっている．安価なためラテックスグローブのオーバーグローブとしての使用か，簡単な不潔区域内の仕事に

使われる．

　グローブの選択については大きく分けて手術用滅菌グローブと検査用の医療用イグザミネーショングローブの2種類が存在する．歯科医療の大半は観血処置であるためスタンダードプレコーションで対応しなければならない．

　しかし，歯科医療のすべての処置を高価な滅菌グローブで対応することはさまざまな意味で難しい．そこで，出血量や身体への侵襲の度合いで2種類のグローブを使い分けている．

　抜歯をはじめとする生体への侵襲の度合いが高い外科的処置の範疇に属する手技の場合は滅菌グローブを使用し，そのほかの処置の場合は医療用イグザミネーショングローブで対応している．

　最近の論文によれば[5]，外来での皮膚外科手術後や通常の外来の歯科医療における創部感染発症率について，滅菌グローブを使用しても非滅菌グローブを使用しても，術後創部感染の頻度に差は認められなかった．

　今後，グローブの選択方法について大きな変革があるかもしれない．以前に手術時手洗いの水が滅菌水から水道水でも良くなったようにグローブの品質についても新しい潮流になる可能性を示唆している．

　グローブの交換頻度は1処置1手袋といわれているが，外科処置などの多量の血液で汚染されないかぎり1患者1手袋が現実的である．決してグローブの性能が良くなったからといって複数の患者に使用してはならない[6]．患者ごとにグローブを交換せずに使用し続けると患者から患者への感染を容易に惹起させる恐れがある．

　治療途中時のグローブの取り扱いについては，診療補助のスタッフと2人で診療を実施する場合，術者はグローブを装着した手で口腔内と器具以外を触れることはない．しかし，診療補助のスタッフは各種器具類のスイッチ操作や薬剤などの準備を実施する都合上，清拭した以外の場所や物質に触れることがある．さらに，術者への器具類の受け渡しも重要な業務の範囲であるため，手指はつねに清潔にしておかなければならない．

　診療以外の処置ごとにグローブを交換するよう奨励している方法もあるが，もしそれを実行した場合，1人の患者中に3双も4双も使用することとなるため現実的ではない．

　現在，1患者1手袋さえままならない歯科医院が多くあると聞く．1処置1手袋は理想的目標ではあるが経営者の立場からみて，米国のようにすべての歯科医療が自費診療でなければ不可能である．その対策として当医院では清拭が施されていない不潔区域に触れた場合にはスタッフはグローブの上から速乾性擦式手指消毒法を実施し対応している[7]．

　ガイドラインなどではアルコール製剤のグローブへの使用は推奨されていないが，筆者の実験でも1患者1手袋として歯科医療の途中グローブの上から速乾性擦拭手指消毒を実施しても臨床上問題はなかった[8]．補助なしの術者単独で診療をする場合には，さらに困難をともなう．

　一時退室時あるいは治療中に別の環境に触れる場合のグローブ対応策としては，装着しているグローブをすべて取り去る方法，2つ目は片方だけ外し残った手に被せる方法，3つ目はグローブを装着したままでオーバーグローブを実施するかペーパータオルなどを介し触れるなどの方法がある．あくまでも診療中には極力その場を離脱せず，不潔な部分に触れないように行動することが基本である．

　グローブ装着法についてはグローブを交換するごとに手指消毒を実施してから装着する．また手指が濡れていてはグローブを装着することが困難なため，十分乾燥させてから装着する．なぜなら，未消毒でグローブを装着した場合，グローブ内部では微生物が大量に繁殖し，万一グローブにピンホールが発生すると，そのピンホールから微生物が外に出て術野を汚染させるからである．グローブ装着の意義は患者から術者への感染を防ぐだけでなく，術者から患者への感染を防ぐことも重要であると肝に銘じてほしい．

Suggestion 5　手指衛生・グローブ対策

　滅菌ガウン装着時の滅菌グローブ装着についてはグローブの外側に決して触れぬように装着することに細心の注意を払う．イグザミネーショングローブについては箱から取り出し装着するが，箱のグローブの取り出し口は床と垂直に設置し空中雑菌対策に配慮する（図5-36）．

　現在，主に使用しているグローブは図5-37のような「ラテックス製パウダー付き仕様」であるが，

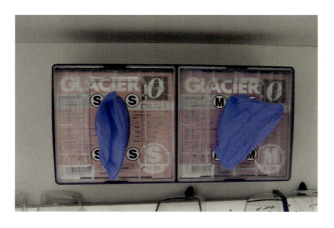

図5-36　壁に垂直に設置し，1箱のスペースに2サイズセットできるコンパクトサイズのニトリル製イグザミネーショングローブ（パウダーフリー）．

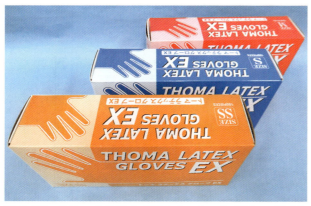

図5-37　ラテックス製イグザミネーショングローブ（パウダー付き）．

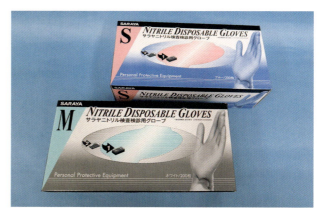

図5-38　ニトリル製イグザミネーショングローブ（パウダーフリー）．

STEP 1→2→3

ステップ1
グローブ装着の前には必ず手指消毒を行い乾燥させてからグローブを装着して診療する．

ステップ2
ステップ1に加え，グローブはいかなる場合でも患者ごとに交換する．

ステップ3
ステップ2に加え，同一患者内において未滅菌箇所に触れたのちに擦式手指消毒法を取り入れる．すべてのグローブをパウダーフリーにする．

平成28年12月27日に厚生労働省より,「パウダー付き医療用手袋に関する取扱いについて」という通達が,各都道府県衛生主管部(局)長宛に発せられた[9].その内容は「米国食品医薬品局(FDA)が医療用手袋に付いているパウダー(コーンスターチ等)が安全性上のリスクの要因になりうるとして,パウダー付き医療用手袋の流通を差し止める措置を執ることを発表した.その結果,わが国でも管轄下の医療機器製造販売業者等に平成30年末までにパウダーフリー手袋への供給の切り替えを行うこと」としている.そして,供給の切り替えが実施されるまでの対応として,「添付文書の『使用上の注意』の項に(天然ゴム製のもの)手袋に付いているパウダーは天然ゴムタンパクのアレルゲンのキャリアとなり,まれにアレルギーを誘発する可能性があること」や,「肉芽腫や術後癒着の形成リスクを高める恐れがあることが報告されているので,リスクを考慮して本品の使用を検討すること」,「(非天然ゴム製のもの)手袋に付いているパウダーは,肉芽腫や術後癒着の形成リスクを高める等」の趣旨を記載するようにしている.

通達先には一般社団法人日本歯科商工協会,公益社団法人日本歯科医師会も含まれている.われわれもすみやかにパウダーフリー手袋(図5-38・図5-36参照)への移行を検討しなければならない.

最後にすべての処置が終了し,グローブを外した後の手指消毒も忘れてはならない.いずれにしても乾燥した血液からの感染力が認められる以上[10],手指消毒およびグローブを装着した手指の取り扱いには十分注意しなければならない.

参考文献

1. 田口正博,西原達次,吉田俊介(訳),小林寛伊(監訳).歯科医療現場における感染制御のためのCDCガイドライン.大阪:メディカ出版.2004.
2. 小林寛伊(編集).消毒と滅菌のガイドライン.2015:東京:へるす出版.22-26.
3. 深田智子,立花千秋,塚崎容子,佐藤啓子,古谷幸雄,大江容子.麻酔科医の手指の細菌汚染と手洗いの効果.麻酔.1996;45:1026-1030.
4. 田口正博.歯科医療における院内感染予防への第一歩.―できるところから始めよう―.2005:東京:クインテッセンス出版.29-40.
5. Jerry D. Brewer MD, Alexandra B. Gonzalez MD, Christian L. Baum MD, Christopher J. Arpey MD, Randall K. Roenigk MD, Clark C. Otley MD, Pabricia J. Erwin MLS. Comparison of sterile vs Nonsterile Gloves in Cutaneous Surgery and Common Oitpatient Dental Procedures A Systematic Review and Meta-analysis. JAMA. Dermatology. Steptember 2016;152(9):1008-1014.
6. Wilson J, Prieto J, Singleton J, O'Connor V, Lynam S, Loveday H. The misuse and overuse of non-sterile gloves : application of an audit tool to define the problem. J Inf Prevent. 2015;16(1):24-31.
7. 西川美由紀,小林寛伊,梶浦工,菅原えりさ.医療用ニトリルゴム手袋の連続使用を考慮したアルコール手指衛生の及ぼす引張強さへの影響.口演発表018-5.第32回日本環境感染学会総会・学術集会.2017.
8. 田口正博.擦式手指消毒による各種手袋への影響試験.日歯内誌.2013;34(3):135-139.
9. 厚生労働省.パウダー付き医療用手袋に関する取扱いについて.薬生機審発1227第1号,薬生安発1227第1号,平成28年12月27日.
10. Bond WW, Favero MS, Petersen NJ, Gravelle CR, Ebert JW, Maynard JE. Survival of hepatitis B virus after drying and storage for one week. Lancet. 1981;Mar;7, 1(8219):550-551.

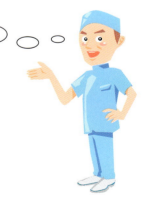

グローブは患者ごとに交換する.決して複数の患者に同じグローブを使用しないこと! 今後は,パウダーフリー手袋へ移行を進めましょう!

Suggestion 6　口腔内消毒と口腔外消毒

口腔内消毒

　口腔内消毒についてはガイドラインなどでは明確に規定されてはいないが，ポビドンヨードなどを用いて口腔内を洗浄することは，その効果を高めるため行うことが望ましい[1]と記されている．

　さらに，歯科医療の手術野は口腔内であるが，術前に口腔周囲を消毒することも意義があると考える．開腹手術などのときも術野を薬剤で消毒するのと同様に，また歯内療法を実施する前にラバーダム装着下の患歯をポビドンヨードとアルコールで消毒することも無菌的に処置を実施することの一貫だと考えている．

　ポビドンヨードガーグル剤で口腔内全体を含漱にて消毒する際の消毒液の作製方法であるが，薬剤であるため希釈は正確に実施しなければならない．

　ワンプッシュで規定の量が毎回取り出せる専用のディスペンサーに薬液を準備し，希釈倍率に見合った全体水量を計測し，使用する紙カップの柄の位置であらかじめ水量を確認しておけば，いつでも正確な希釈倍率のガーグル剤を瞬時に作製可能である（図6-1〜6）．

　筆者の医院では7％ポビドンヨード系薬剤の30倍希釈用液で含漱を実施している．含漱時間については短時間で効果が認められるが，患者の含漱時間はおおむね指示した時間よりも短い．含漱による効果が減弱することを防ぐため10秒間の含嗽を3回，合計30秒の含漱を指示している（図6-7）．しか

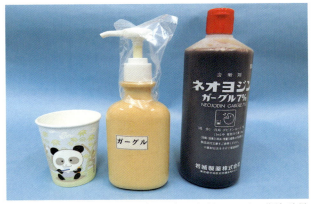

図6-1　口腔内消毒セット（図中左より紙コップ，薬液計量ディスペンサー，ネオヨジンガーグル液）．

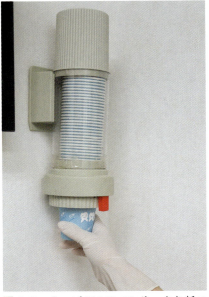

図6-2　カップディスペンサーより紙コップの取り出し．

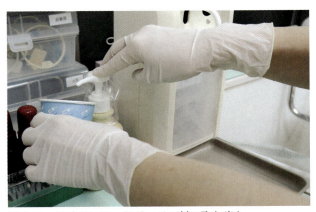

図6-3　ポビドンヨードガーグル剤の取り出し．

手指衛生・グローブ対策および口腔内・口腔外の消毒とドレープ，タオル類の扱い　Chapter 3

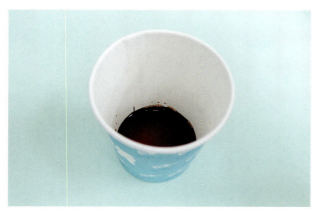

図6-4　正確に計量されたガーグル剤．

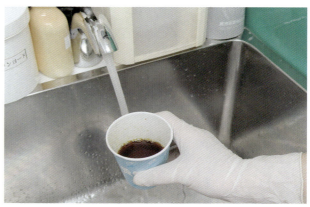

図6-5　ガーグル剤の希釈．

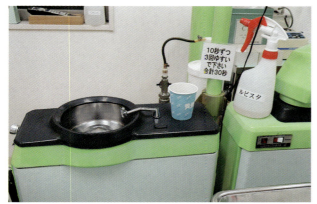

図6-6　ガーグル剤はすべての患者に用意する．

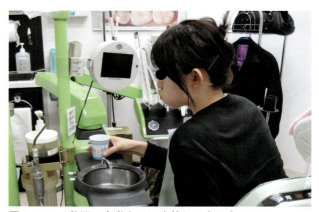

図6-7　10秒間の含嗽を3回実施してもらう．

し，実際の含漱時間は患者のカウントが早いため合計15秒ぐらいであるが，薬効時間としては十分である[2〜4]．

またヨードアレルギーを有する患者の含漱にはヨード製剤以外の含漱剤を使用すれば良い．

なお，1974年に旧厚生省薬務局安全課よりクロルヘキシジングルコン酸塩によるアナフィラキシーの報告[5]については現在も変わらず注意する必要がある．

刑部[6]はとくに歯科領域におけるクロルヘキシジングルコン酸塩の口腔内使用について集計・検討し，わが国においては医療用医薬品として使用することは禁忌であり，また低濃度であってもうがい薬などの一般的医薬品としての使用に関しても再検討されるべきと述べている．

近年，本薬剤を用いて口腔内を改善する方法が発表されているが，使用に当たってはアナフィラキシーショックへの対応を準備する必要があり，治療効果と比較すると危険性のほうが多いと考える．万一に備えて医院にアナフィラキシー補助治療剤エピペン®注射液0.3mgなどを準備し，実施方法を熟達しておくことを推奨する．

これを購入すると練習用のキットが付属しているので，継続的に使用方法の練習を行う．また製剤には0.15mgと0.3mgの2種類があり（図6-8，9），前者の対象者は体重15kg〜30kg，後者の対象者は30kg以上の者となっている．

アナフィラキシーによる症状は「繰り返し嘔吐し続ける，持続する強い腹痛，喉や胸が締め付けられる，声がかすれる，犬が吠えるような咳，持続する

55

Suggestion 6　口腔内消毒と口腔外消毒

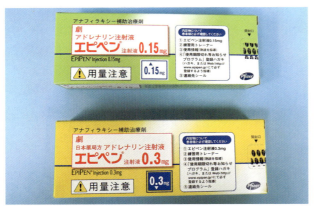

図6-8　アナフィラキシーショック発生時に使用する救急用薬品.

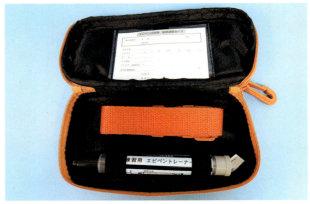

図6-9　エピペン®の練習用キット携帯ケース.

強い咳き込み，ゼーゼーする呼吸，呼吸が困難，唇や爪が青白い，脈に触れにくくかつ不規則，尿や便を漏らす，意識がもうろうとしている，ぐったりしている」などであり，これらの症状がひとつでも認められたらアナフィラキシーと判断し，前記製剤を使用する．なお保管は15℃～30℃が望ましいので，冷蔵庫などで保管してはならない[7].

口腔外消毒

　患者に口腔内消毒を実施してから手術時と同様に患部である口腔のみを露出し施術に入るが，口唇周囲の皮膚に，まったく触れずに歯科医療を実施することは難しい．滅菌あるいは清潔グローブを装着しても，ひとたび唇，頬に触れれば不潔グローブになる．これを防ぐには穴あきドレープなどを被せる前に口腔外消毒を実施する以外にはない．

　通常，採血時に上肢刺入点をアルコール製剤にて消毒するのと同様に実施する（図6-10～14）．入室前に読むファイルにも化粧はあらかじめ落としておくように依頼しておけば混乱はない．待合室には化粧を直すスペースも準備しておく．次回より患者は薄化粧か化粧なしで来院するようになる（Chapter 2・Suggestion 3・P28参照）．

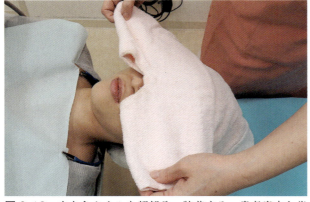

図6-10　穴あきタオルを額部分へ装着する．患者案内と歯科用ユニットへの導入はここまでで，グローブは装着しない．

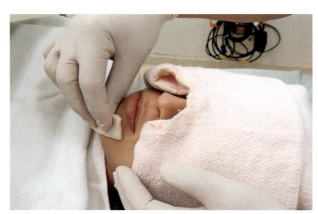

図6-11　口唇周囲を時計回りに2周，その後アルコールガーゼを裏にし，口唇を2度清拭して口腔外の消毒を完了する．

手指衛生・グローブ対策および口腔内・口腔外の消毒とドレープ，タオル類の扱い   Chapter 3

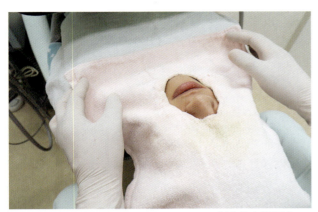

図6-12 口腔外消毒後，穴あきタオルで顔全体を被覆する．

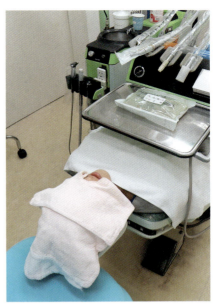

図6-13 患者の頭髪部分も被覆する．

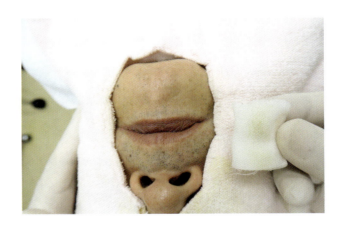

図6-14 実際の男性患者の口腔外消毒後の様子（ガーゼの汚れに注目）．

具体的には，最初に口唇周囲を2度拭きし，ガーゼを裏返し，最後に口唇を2度拭きして仕上げる．

アルコール製剤を使用するため不意に実施すると患者は驚き，むせるため，「お口の周りを消毒します」と声かけを行う．アルコール製剤が使用できない患者の場合には市販のノンアルコールウェットペーパータオルなどで対応している．

参考文献
1. 国公立大学付属病院感染対策協議会（編集）．病院感染対策ガイドライン．2015；東京：じほう．247．
2. 田口正博．歯科医療における院内感染予防への第一歩．―できるところから始めよう―．2005；東京：クインテッセンス出版．21-23．
3. 戸澤あきつ，恒光裕，岡本清虎，谷口隆秀，八代純子，本多英一．ポビドンヨード（イソジン®）製剤の動物コロナウイルスに対する抗ウイルス活性．動物臨床医学．2004；13(1)：1-4．
4. 柳井亮二，植田喜一，田尻大治ほか．細菌・真菌に対するポビドンヨード製剤の有効性．日コン学誌．2005；47(1)：32-36．
5. 厚生省薬務局安全課．クロルヘキシジンによる過敏症状．医薬品副作用情報．1974；No.5-1．
6. 刑部敦，大久保憲．わが国におけるクロルヘキシジングルコン酸塩によるアナフィラキシー発生についての文献的考察．環境感染．2015；30(2)：127-134．
7. ファイザー（株）．エピペン®注射液0.15mgおよびエピペン®注射液0.3mg使用情報，適正使用に関するお知らせ．2016年8月．

Suggestion 7 ドレープとタオル類対策

穴あきタオル

穴あきドレープ装着については口腔外消毒の項で述べた．すべての患者に使用するため可能なかぎり安価でなくてはならない．大量の出血をともなう観血処置の場合は滅菌済みの不織布の穴あきドレープを使用する．そして，穴の周囲には糊が付着している製品のほうが使用しやすい．糊が付着していないドレープだと，術中ドレープが浮き上がり施術が実施しにくい．ただし，髭などを生やしている患者の場合，髪をそらずに実施する良い対応策は未だない（図7-1，2）．

筆者は通常の歯科医療の場合はタオルに穴をあけ，使用している（図7-3，4）[1]．眼球の保護と顔面への飛び跳ね防止のため顔面全体を覆い，さらに患者の整髪料が術者の腹部に触れるのを防ぐため頭髪を覆う長さにタオルを延長して作製している．来院患者数の3倍以上の枚数を準備しておけば不足することはない．

エアロゾルを発生する施術が続くと穴あきタオルは湿るため交換し，快適な状態で再開する．診療の最後には汚れた口腔の周囲を本タオルで拭いて，終了する．

不織布の穴あきドレープは使い捨て，穴あきタオルは洗濯し再使用する．なお，穴あきタオルで覆いきれない患者の衣服の肩部へは通常のタオルか大きめのシーツにて覆い，患者の衣服を汚さぬよう注意を払う．

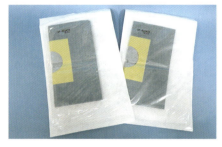
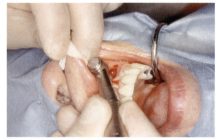

1 | 2

図7-1 ディスポーザブル糊付き穴あきドレープ．
図7-2 ディスポーザブル穴あきドレープを装着した状態での施術．

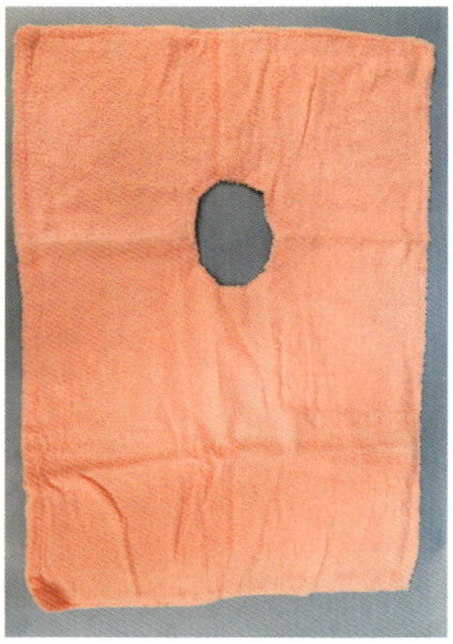

3 | 4

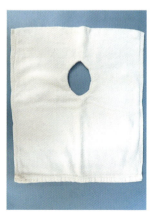

図7-3 自家製大人用穴あきタオル．
図7-4 自家製子供用穴あきタオル．

タオル類処理対策

診療室で大量に使用されるタオルの処理については洗濯機と除菌洗剤とガス乾燥機で実施する[2]．グローブの離脱後の手指乾燥には通常のタオルを使用する．しかし薬液消毒を実施後の器具の乾燥に用いるタオルは，滅菌タオルのグレードでなければならない．通常のタオルで乾燥しては元の木阿弥で高価

手指衛生・グローブ対策および口腔内・口腔外の消毒とドレープ，タオル類の扱い

な薬液で消毒した意義がなくなる．滅菌タオルの作製方法は滅菌バッグを使用して高圧蒸気滅菌する．

口腔周囲に使用する穴あきタオルの口角部に付着した血液には専用の血液溶解洗浄剤を使用してから洗濯を実施する．アルジネート印象材が付着した場合には万能クリーナーなどのアルジネート溶解剤で事前に除去してから実施する（図7-5〜21）．シリコーン印象材などのラバー系の付着についてはハサミで除去する以外に方法はない．

タオル類の洗濯については除菌洗剤を用いて洗濯をする．なお，除菌洗浄剤は陰イオン系の界面活性剤と安定化剤などが成分で，通常，水で180倍に希釈して使用するが，汚れの程度により希釈率は加減する．洗濯する対象物が色物でなければ次亜塩素酸ナトリウム溶液と併用すると除菌率はいっそう高まる．乾燥については殺菌効果のあるガス乾燥機にて

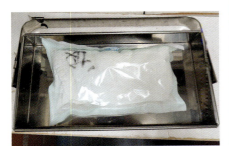
図7-5　廻診トレー上の滅菌タオル．

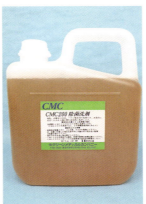
図7-6　タオル類の洗濯に使用する除菌能力のある除菌洗剤．

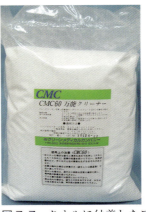
図7-7　タオルに付着したアルジネート印象材の除去に使用する万能クリーナー．熱焼けしたステンレス製器具の洗浄にも使用可能．

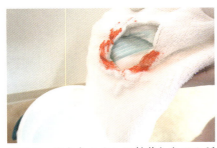
図7-8　穴あきタオルに付着したアルジネート印象材．

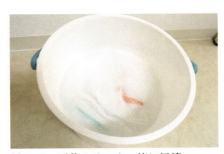
図7-9　万能クリーナー液に浸漬．

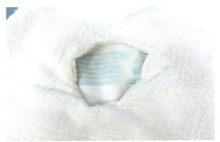
図7-10　きれいにアルジネート印象材が除去された状態．

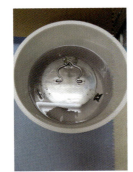
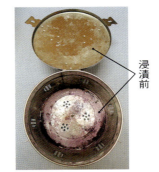
浸漬前
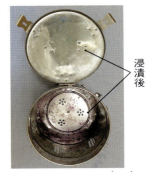
浸漬後

図7-11〜13　熱焼けしたステンレス製器具（丸カスト）を万能クリーナーに浸漬すると熱焼け汚れが除去される．

Suggestion 7　ドレープとタオル類対策

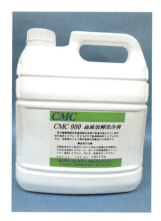
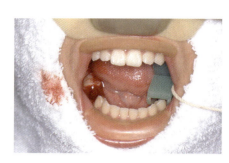

図 7-14　タオルに付着した血液を除去する血液溶解洗浄剤.
図 7-15　施術中の血液の付着.

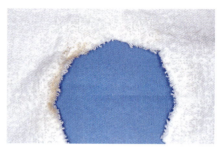
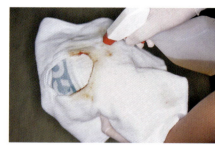

図 7-16　血液が付着した穴あきタオル.
図 7-17　血液溶解洗浄剤による付着した血液の処理.

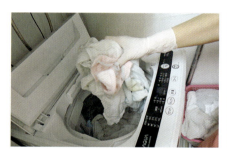
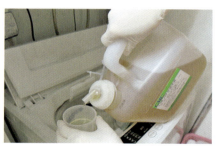

図 7-18　専用洗濯機を用いる.
図 7-19　除菌洗剤を計量.

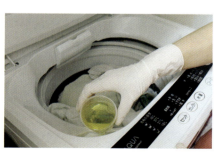
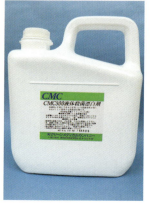

図 7-20　洗濯機に投入する.
図 7-21　白物タオル類に使用する液体殺菌漂白剤.

実施する[2].

　以前，電気乾燥機を使用したことがあるが，乾燥時間が長いことと，電気代が高いことが問題であった．洗濯からガス乾燥までの所要時間は約2時間で，午前中には昨日のタオル類が処理できる．しかも柔軟剤を投入しなくても柔らかい（図7-22～24）．

手指衛生・グローブ対策および口腔内・口腔外の消毒とドレープ，タオル類の扱い　Chapter 3

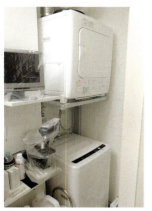
図7-22　ガス乾燥機と洗濯機．

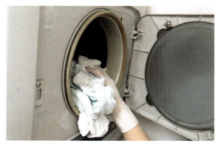
図7-23　ガス乾燥機にて乾燥させる．

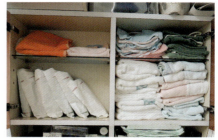
図7-24　各部屋に除菌済みのタオルなどを保管．

STEP 1→2→3

ステップ1
顔の上下2枚にわけてタオルをかけ，患者ごとに交換する．

ステップ2
口腔だけが露出する穴あきタオルを患者ごとに交換，穴あきタオルは十分な数を準備する（図7-24）．

ステップ3
ステップ2に加え，手術時など高侵襲の場合はディスポーザブルの穴あきドレープにて対応する．

参考文献
1. 田口正博．歯科医療における院内感染予防への第一歩．―できるところから始めよう―．2005：東京：クインテッセンス出版，77．
2. 森田和矢，井上文人，貫名康之，藤井裕幸，山内照和．衣類乾燥機の殺菌効果．環境管理技術研究会（編）．環境管理技術．1989；8：33-36．

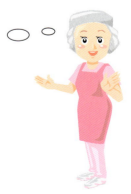

穴あきタオルをドレープとして使用するときには，来院患者の3倍以上の枚数を用意しましょう！

Chapter3のまとめ

ステップ1

ドレープタオル
- タオル2枚（目の上と顎から肩の上）

口腔内
- 1プッシュで規定の量を取り出せる専用ディスペンサー用意
- 患者にポビドンヨード系薬剤にて10秒間・3回すすいでもらう

「グローブ 診療始めましょう」

手指衛生
- 指輪、付け爪、時計を外して手指を消毒

グローブ
- 手指消毒
  ↓
- 乾燥
  ↓
- グローブ装着

ステップ2

ドレープタオル
- 穴あきタオル（タオル1枚半でダブルで作製）

タオルの処理
- 洗濯機 + 除菌洗剤 + ガス乾燥機

手指衛生
- 水道→自動水洗にする
- 布タオル→ペーパータオルにする

グローブ
- 患者ごとの交換の徹底
- 外した後の手指消毒

ステップ3

緊急用
- エピペン®注射液0.15mg準備（15kg〜30kg）
- エピペン®注射液0.3mg準備（30kg以上）
（アナフィラキシーショック対応）
→ ＜緊急用＞

口腔外
- アルコール製剤をガーゼに取り、口の周囲を清拭する（手術時）。

ドレープ
- 空あきディスポーザブルドレープ

手指衛生
- 洗浄後の乾燥には滅菌ペーパーを使用

グローブ
- 同一患者内において各処置の前後に擦式手指消毒法
- 全グローブをパウダーフリーに交換

Chapter 4

検査器具への対策と診療器具の洗浄・滅菌

― 水平感染を起こしてはならない ―

Suggestion 8 — 診療基本セットおよび検査器具

口腔内で使用する器具

　診療基本セットについては筆者の場合，口腔内用ピンセット2本，ミラー，エキスプローラー，エキスカベーター，ストッパー，バキュームチップ，エジェクター，スリーウェイシリンジチップ，取り出し専用ピンセット1本とパーソナル綿球・ガーゼ缶とディンプルトレーを基本セットにしている（図8-1）．

　以前，泣き叫ぶ子供の治療中に口腔内の奥深くに器具が入り込みそうになり，ピンセットで取り出そうとしたが，スタッフがピンセットを使用していたために術者が使用するピンセットがなく，危うく医療事故を発生させそうになった経験がある．その後，ピンセットは術者用とスタッフ用に2本準備するようになった．取り出し専用ピンセットは通常のピンセットとは異なる色彩にして，綿球やガーゼなどを滅菌缶から取り出すときにのみ使用する．そして治療中には口腔内で使用した器具と交わらないように注意を払っている（図8-2〜5）．

　それと同様に小児にラバーダムクランプやバイトブロックを使用するときはチェーンリングやフロスシルクを取り付け，万一のときの誤飲に注意を払っている．

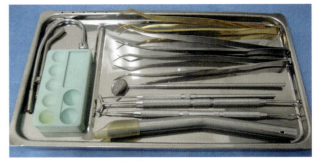
図8-1　メタルトレー基本セット．

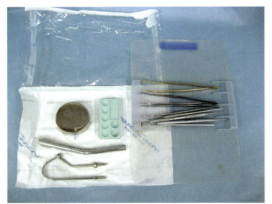
図8-2　ラッピングトレー基本セット．

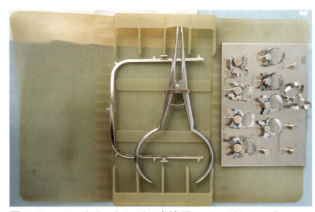
図8-3　コンポジットレジン充填用ラバーダムセット．

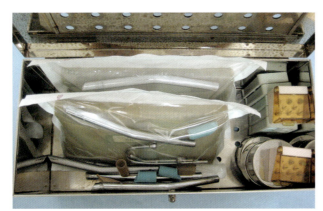
図8-4　滅菌バッグでセットを組み滅菌．

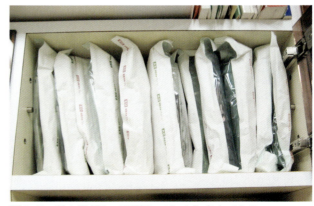
図8-5　数を準備して保管しておくと安心である．

薬瓶

　薬瓶についても同様で口腔内で使用した器具を薬瓶のなかに浸けるような行為は慎むべきである．通常の薬瓶をスポイド瓶に変更し，取り出し専用ピンセットで綿球などを清潔なディンプルトレーに取り出し，スポイド瓶の薬液を綿球に滴下してから口腔内用ピンセットにもち替えて使用する（図7-6～12）[1, 2]．本システムを採用するだけで通常の薬瓶内の汚染を防ぐことができる．

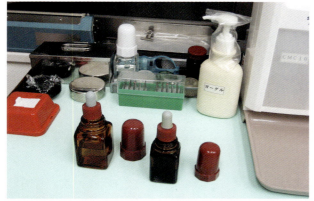

図8-6　実際に使用しているスポイド薬瓶．

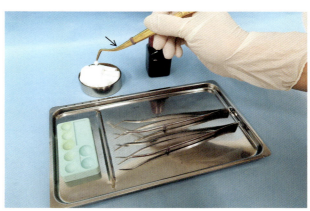

図8-7　パーソナル綿球ガーゼ缶から取り出し専用ピンセットにて綿球を出す．

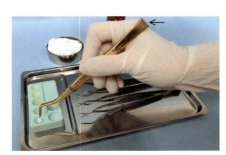

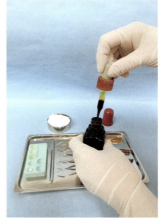

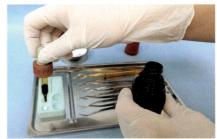

図8-8　ディンプルトレーに綿球を設置する．　　図8-9　スポイド薬瓶から薬液を取り出す．　　図8-10　薬液を綿球に滴下する．

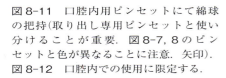

11│12

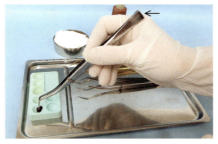

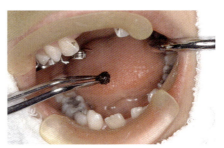

図8-11　口腔内用ピンセットにて綿球の把持（取り出し専用ピンセットと使い分けることが重要．図8-7, 8のピンセットと色が異なることに注意．矢印）．
図8-12　口腔内での使用に限定する．

Suggestion 8　診療基本セットおよび検査器具

STEP 1→2→3

ステップ1
基本セットの口腔内用ピンセットは少なくとも2本準備する．

ステップ2
ステップ1に加え，取り出し用ピンセットを追加し，カラーゴムか金メッキなどによって口腔内用ピンセットと区別する．

ステップ3
ステップ2に加え，薬瓶をスポイド瓶に変更し，取り出し専用ピンセットで綿球などを清潔なディンプルトレーに取り出し，スポイド瓶の薬液を綿球に滴下してから口腔内用ピンセットにもち替えて使用する．無菌的手技を身につける．

検査装置の感染予防対策

近代的な歯科医療の実施には各種検査はかかせない．とくに口腔内カメラを使用する場合にはレンズ先端を含め手で握る本体全体をラッピングにて対応する．カメラ先端部のラッピングが口腔内の呼気により曇った場合はガーゼで拭き処理する．

口腔内に挿入しない全顎撮影用カメラの操作については撮影用大型ミラーなどを維持する担当者以外の撮影者は素手で対応する．口腔内に挿入する撮影用大型ミラーは滅菌バッグに入れ高圧蒸気滅菌する．鏡類は超音波洗浄はしてはならない．樹脂製の口角鉤などは薬液にて消毒か過酸化水素ガスプラズマ滅菌などのガス滅菌を施す（図8-13，14）．

なお，大型ミラーは口腔内の呼気により曇らないよう，あらかじめ湯せんするか，インキュベーターなどで温めておく．

マイクロスコープについては全体を市販の透明ビニール袋で覆い，術中手指が触れるシリコーン製のボリュームキャップは高圧蒸気滅菌かガス滅菌し，使用ごとにビニール製のカバーとともに交換する．

唾液や血液に関与しない血圧測定器については聴診器を含めスワップ消毒にて対応する（Chapter 6・Suggestion 15，Chapter 7・Suggestion 17 参照）．根管長測定器などの無菌処置を必要とし根管内に挿入する器具などに付属している電気系コードの滅菌には高圧蒸気滅菌器では処理できないため過酸化水素ガスプラズマ滅菌などのガス滅菌にて対応する．

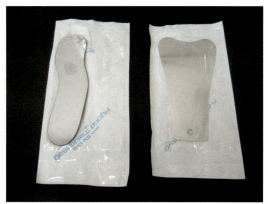

図8-13　滅菌された撮影用鏡類．

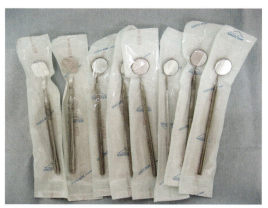

図8-14　滅菌されたマイクロスコープ用ミラー．

診療途中に触れる可能性のある機器本体はビニール袋で覆い使用ごとに交換する．

そのほか，各種の測定器については唾液に触れる可能性がある部品については滅菌・消毒対策を実施する．唾液に触れない部品はスワッブ消毒とラッピングで対応する（図8-15〜19）．

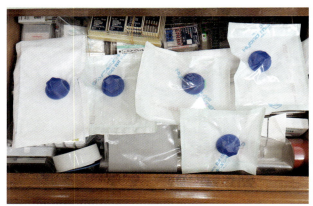

図8-15　マイクロスコープ用シリコーン製のダイアルの滅菌．

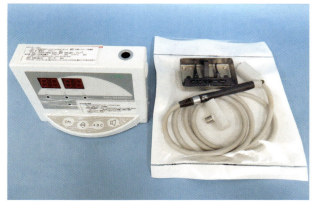

図8-16　ダイアグノデント本体のラッピングと先端部の滅菌．

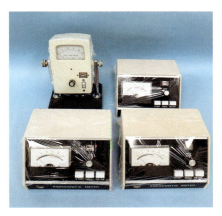

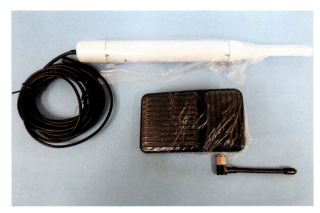

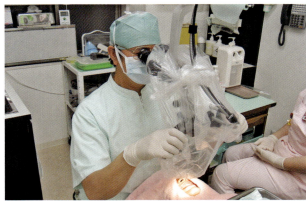

17	18
	19

図8-17　エンドドンティックメーターのラッピング．
図8-18　口腔内カメラのスイッチのラッピング．フットスイッチをラッピングして手動で使用．
図8-19　ラッピングされたマイクロスコープ下での診療．

参考文献

1. 田口正博．院内感染予防の実際．1993；東京：第一歯科出版．112-116.
2. 田口正博．歯内療法における滅菌と消毒の実際．2009；東京：第一歯科出版．43-44.

Suggestion 9 器具の洗浄対策

洗浄

　一般社団法人日本医療機器学会のガイドラインによれば[1]洗浄とは滅菌を効果的に遂行できる程度まで，あるいは意図する使用に適するまで，対象物から汚染を除去することとなっている．熱水消毒については所定の条件で熱水（80〜95℃）作用により達成される消毒と定義されている．

　器具の洗浄については汚染された器具に滅菌を実施する前処理としてもっとも重要な作業である．器具にオイル系やタンパク質系の汚れが付着していると蒸気が届かず滅菌不良を発生させるからである（図9-1〜7）．

　器具洗浄を実施する方法としては，従来型の手で実施する用手洗浄のほかに浸漬洗浄，超音波洗浄，ウォッシャーディスインフェクターなどの噴射型洗浄などがある．以前，筆者は浸漬洗浄，超音波洗浄，ウォッシャーディスインフェクター，家庭用食器洗浄器を適切な洗浄剤を用いて洗浄能力試験を行った．実験結果では各種方法による洗浄効果は超音波洗浄，浸漬洗浄，ウォッシャーディスインフェクター，食洗器の順に洗浄効果が認められた[2]．

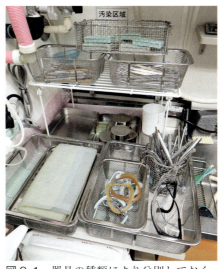

図9-1　器具の種類により分別しておく．

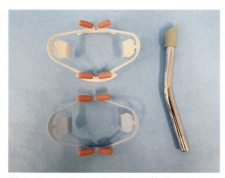

図9-2　シリコーンゴムが装着されている器具類．

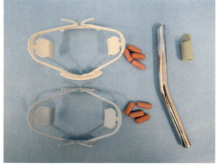

図9-3　シリコーンゴムを外して，洗浄と滅菌の実施．

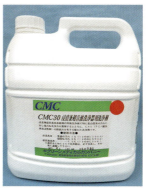

図9-4　浸漬兼超音波洗浄器用洗浄剤．

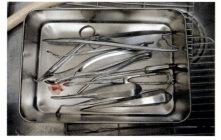

図9-5　血液が付着した器具類．

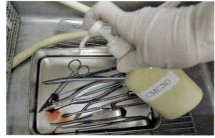

図9-6　血液が付着した器具への洗浄剤の投入．

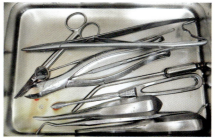

図9-7　血液が溶解した状態．

浸漬洗浄と機械洗浄

　その結果，当医院では血液が強固に付着した外科器具は機械洗浄を実施する前に浸漬洗浄を施してから噴射型洗浄器にて洗浄を実施している（図9-8～11）．ただし，浸漬洗浄に用いた洗浄剤は残留すると，噴射型洗浄時に発泡するため，浸漬後は十分に水洗を施し洗浄剤を除去している．ウォッシャーディスインフェクターと食洗器との使い分けは熱水消毒のグレードを有しているか否かで決めている．

　ラバーボールや石膏スパチュラなどはウォッシャーディスインフェクターに限定して熱水消毒の範囲で消毒している[3]．洗浄後に滅菌や消毒を実施する器具などの洗浄については限定せずに使用している．卓上型ウォッシャーディスインフェクターの価格がおおよそ四十数万円から百数十万円であることに比較し食洗器の価格は約10分の1と安価でありクリニック規模であれば浸漬洗浄などを組み合わせれば十分な滅菌前の洗浄効果を得られると考える[4, 5]．

　またウォッシャーディスインフェクターの一部には乾燥機能がない機種もあるため，購入時には十分に検討する必要がある．食洗器もすすぎ時の温度が80℃に達する機種もある．80℃が10分間以上維持できれば，ウォッシャーディスインフェクターと同じ機能になる．可能なかぎり80℃以上で長くすすぎを実施する食洗器を選択すると良い．

　筆者の診療室の食洗器は三代目で，購入時において機能の優れた機種を選択した．現在はより進んだ機種が各社より販売されている．なお，洗浄器からの排水は高温のため，シンクは熱水に耐えられる仕様にしておく必要がある．

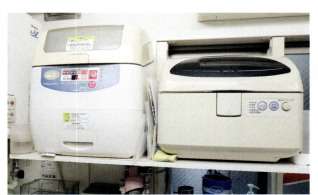

図9-8　ウォッシャーディスインフェクターと食洗器（右）.

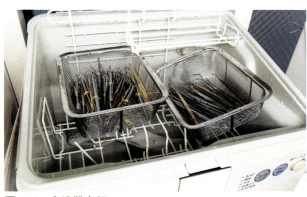

図9-9　食洗器内部．

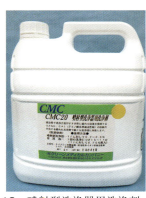

図9-10　噴射型洗浄器用洗浄剤．

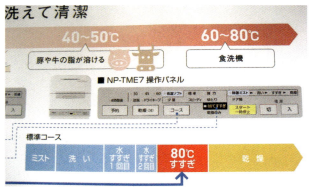

図9-11　80℃の温度によるすすぎ．

Suggestion 9　器具の洗浄対策

中空管専用の洗浄

外科用バキューム，エンドバキューム，スリーウェイシリンジ，エジェクターなどの細い中空管を有する内部の洗浄は難しい．当医院では中空管専用の洗浄器にて強力洗浄剤を用いて洗浄している．個別の器具の乾燥にはエアーガンが便利であるため，滅菌室には準備したほうが良い．リーマー，ファイルやダイヤモンドバーなどのバー類は目詰まりしやすいため超音波洗浄器にて洗浄後滅菌を実施する．

また医科におけるチューブ類のように毎回使い捨てで対応できない場合には水洗と薬液消毒で対応し

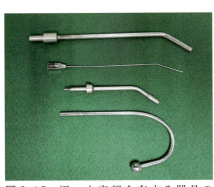
図9-12　細い中空部を有する器具の数々．

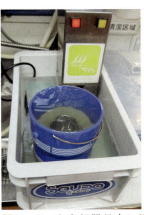
図9-13　中空部器具内に洗浄剤を通過させ洗浄の実施．

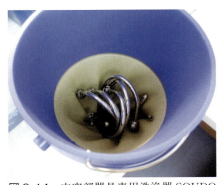
図9-14　中空部器具専用洗浄器SQUDO（スキュード）．

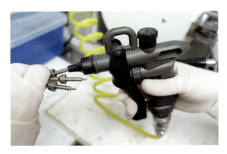

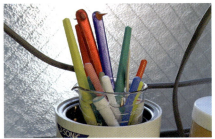

図9-15　エアーガンによる中空部を有する器具の乾燥．
図9-16　ブラシ類の超音波洗浄．

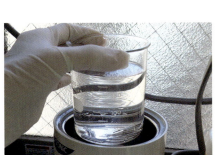

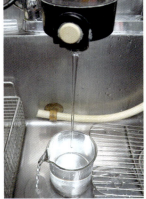

図9-17　バー類はビーカーに入れて超音波洗浄を実施する．
図9-18　流水下にて水洗する．

ているのと同様に，歯科において使用されるブラシや筆類も再使用するには超音波洗浄を実施した後に次亜塩素酸ナトリウムと高水準消毒液にて処理している[6,7]（図9-12〜20）．

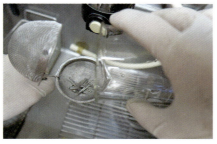
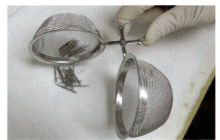

19|20

図9-19　ビーカー内のバー類をバーバスケットに集める．
図9-20　タオルの上に取り出し，乾燥させる．

付着血液とグローブの使用

　器具洗浄の際の問題点としては血液が付着した器具を長時間放置すると乾燥し，除去が困難になる．したがって，血液が大量に付着した器具は速やかに浸漬洗浄槽に入れ専用洗浄剤にて血液を溶解した後につぎの工程に移るよう心がけている．

　また，洗浄器の整っていない施設においては汚れた器具の洗浄には厚手のグローブを支給し，水平感染が発生しないように十分注意しながら用手洗浄を実施する（図9-21，22）．その際にはマスク，キャップ，ガウン，エプロンの装着は必須である．

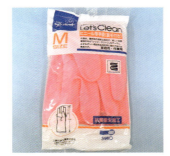

図9-21　厚手の手袋を準備する．

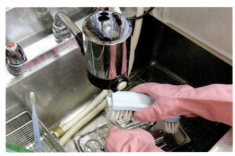

図9-22　厚手の手袋で器具の洗浄を行う．

器具の乾燥

　洗浄後の器具の乾燥は大切であるため，乾燥機能の優れた機種を選ぶことが求められる．乾燥工程を有しない洗浄器の場合には別途乾燥機に入れるため，滅菌前の汚染された器具を別サイズの籠へ入れ替えることで水平感染のリスクを高めないように，両方の機種で使用可能な大きさの籠を選択する必要がある．

参考文献

1. 一般社団法人日本医療機器学会．医療現場における滅菌保証のガイドライン2015．2015；13-30．
2. 田口正博．噴射型洗浄機による器具に付着した乾燥血液への有効的な洗浄方法．小児歯科学雑誌．2012；50(2)：232-232．
3. 尾家重治．小規模病院における耳鼻科機器の処理方法．感染と消毒．2011；18(2)：25-27．
4. 田口正博．家庭用食器洗浄機を歯科医院で使用する際の留意点．日歯内誌．2003；24(3)：87-89．
5. 田口正博．家庭用食器洗浄機を利用するポイント．INFECTION CONTROL．2003；12(9)：52-54．
6. 大久保耕嗣，川上宏昭．在宅医療における感染対策．調剤と情報．日本薬剤師会（監修），じほう（編）．2015；21(4)：18-21．
7. 日本感染症学会（監修）．質疑応答集．2006；1，2．

Suggestion 10 金属製器具の滅菌対策

交差感染を防ぐ金属製器具の滅菌

　歯科領域で使用される器具の多くは口腔内の粘膜などに使用されるため，唾液や血液に触れる頻度が高い．したがって，これらの金属製器具に滅菌を実施しなければ交差感染を発生させかねない．

　スワップ消毒で対応する体温計や聴診器のグレードとはまったく異なる．歯科医療を実施する場合，血液が混じっていない口腔内はなく，注射針の刺入点や歯周病に罹患している患者の歯肉からは容易に出血が認められる．

　したがって，スポルディングの分類でセミクリティカルに分類されがちなスリーウェイシリンジチップ，バキュームチップ，ミラー，印象用トレー，エジェクターなどの器具も金属製であれば，加熱滅菌するべきである．HIV，HCV，HBV，TPHA，HTLV-1 などの感染症に罹患しているかどうかまったく不明の患者の歯科医療に使用した器具を加熱滅菌が可能であるにもかかわらず，高水準消毒で処理するのは問題がある．そこで当院で行っ

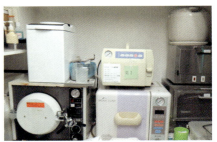
図10-1　目的に応じた各種滅菌器．

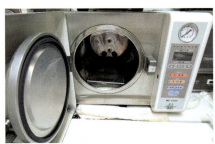
図10-2　通常の高圧蒸気滅菌器．

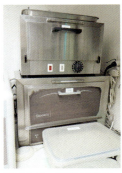
図10-3　乾熱滅菌器．

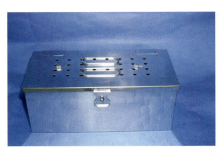
図10-4　角カスト．

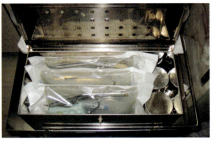
図10-5　角カスト内部．

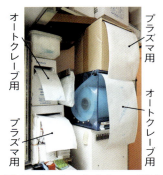
図10-6　オートクレーブ用とプラズマガス用滅菌バッグの各種．

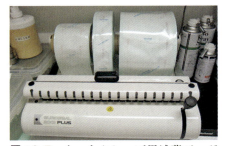
図10-7　オートクレーブ用滅菌バッグシール器．

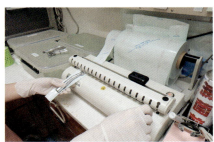
図10-8　シールの実際．

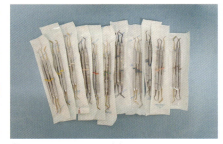
図10-9　チューブ用シリコーンリングで色分けし，セットにしてから滅菌する．

検査器具への対策と診療器具の洗浄・滅菌　Chapter 4

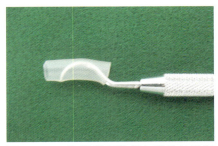
図10-10　先端部が鋭利な器具は滅菌バッグに穴をあけないようにキャップにて被覆する．

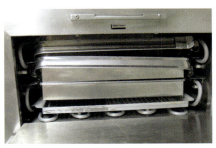
図10-11　オートクレーブに入らない大型器具も乾熱滅菌する．

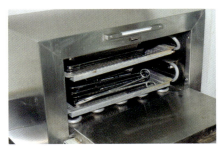
図10-12　滅菌した器具を保持する麦粒鉗子も一緒に滅菌する．

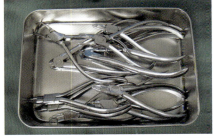
図10-13　錆びやすいプライヤー類は滅菌バッグを使用できないので，乾熱滅菌後は保管．

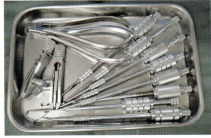
図10-14　錆びやすいリトルジャイアント類の滅菌後の保管．

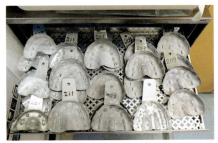
図10-15　滅菌後の印象トレーの保管．

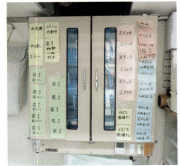
図10-16　滅菌後の紫外線保管庫．

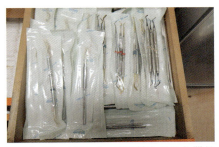
図10-17　滅菌バッグに封入された器具の保管．

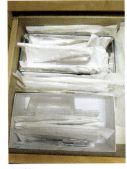
図10-18　器具の保管．

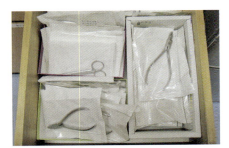
図10-19　ガス滅菌後の器具の保管．

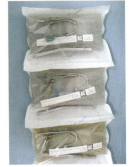
図10-20　高品質ケミカルインジケーターによる滅菌の確認．

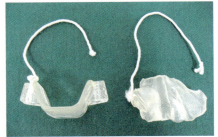
図10-21　熱に弱い器具は加熱変形に注意を払う．

ている滅菌対策を図10-1～21に示す．
　スケーラーやプローベなどを個別に滅菌バックに入れる利点として，滅菌後，無菌的に取り扱うことが飛躍的に簡単になることが挙げられる．

さらにコンポジットレジン充填器やプラガーなどの形態の異なる器具を数種類セットにしてパッキングしておくと，準備しやすい．

ただし，ある程度の数は必要である．滅菌バックに封入するときの注意事項としては，錆発生の最大原因である乾燥不十分による器具への水分の残留である．水分が少しでも残っていると，開封時に錆の付いた器具を手にすることになる．食器乾燥器などを用いて滅菌前にすべての器具を積極的に乾燥することは重要である．なお切削器具系の滅菌についての詳細は後述する（Chapter 6・Suggestion 14 参照）．

リーマー・ファイル類からの水平感染の可能性

歯内療法で使用されるリーマー・ファイル類を使用後シャーレなどに入れ高水準消毒薬や低水準消毒薬と防錆剤が少し入った洗浄剤でのみ処理をしてつぎの患者に使用していることをたびたび耳にするが，この行為は医療とは程遠い．

もし使用した患者が感染症のキャリアだとした場合，つぎに使用する患者に水平感染を発生させる可能性が高いからである．自分自身が受診したときのことを想定して対応してほしい．

リーマー・ファイルなども十分加熱滅菌可能な器具である．最近の外国製の Ni-Ti 系の回転器具はディスポーザブル化を徹底させるため，加熱滅菌すると器具の一部が膨張し再使用不可になるよう作製されている製品もある．つまりディスポーザブル対応器具との認識である．

また，Ni-Ti 系の回転器具でも加熱滅菌を実施することにより元の状態に戻り，再使用が可能な製品が販売されている．使用前にもプレカーブを付与することができるが，使用されるモーターなどの本体はビニール袋でラッピングをして汚れた手で触れても器具自体の汚染を防止するべきである．そして毎回ラッピングを交換するのは言うまでもない．

日常臨床のなかで，抜髄をはじめ感染根管処置後を含めた歯内療法処置を実施するたびに患者から痛みを訴えられたり，腫脹を呈することが多い場合は，その原因は感染の可能性が高いと考え，再度，無菌的処置や使用される器具の滅菌方法を見直す必要がある（図10-22，23）[1]．

22|23

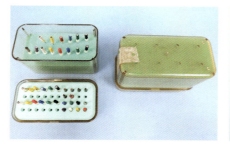
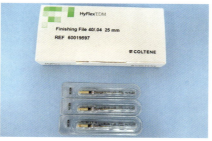

図10-22 滅菌されたエンド用器材．リーマー・ファイル類と滅菌スポンジのセット．
図10-23 滅菌可能な Ni-Ti 系回転器具．

高圧蒸気滅菌器

金属製器具の滅菌方法の種類としては，高圧蒸気滅菌，乾熱滅菌，ガス滅菌，薬液消毒，化学的滅菌があるが（図10-1～3参照），通常は高圧蒸気滅菌で実施されることが多い．

昨今，欧州において小型高圧蒸気滅菌器の要求事項として EN13060 でつぎのように分類されている[2]．

クラスBは非包装または包装の固形，管腔，多孔性物などあらゆるものを滅菌できる性能を備えている．クラスSはメーカー特定の対象物，非包装

の中腔物，包装された固形物を滅菌できる性能を備えている．クラスNは非包装の固形物を滅菌できる性能を備えていると規定されている．

高真空高温方式（pre-vacuum）のいわゆるクラスBの高圧蒸気滅菌器は滅菌工程に先立って，あらかじめ数回の強制排気により高圧下で滅菌を行う．滅菌工程終了後も強制排気と乾燥空気の注入を繰り返すことで，乾燥と温度低下を短時間の内に行うことができる．したがって，中腔管状構造の多い切削器具などの滅菌には最適とされている．

現在，歯科医療機関で保持している高圧蒸気滅菌器の約9割はクラスNの重力置換方式の滅菌器である．歯科領域の滅菌器がすべて高クラスの滅菌器に換わるまでは，現状で最善の方法を模索する以外に方法はない[3]．乾熱滅菌器については，昔の滅菌器のように思うが，錆やすい器具の滅菌をガス滅菌器を設置せず処理する場合には必需品である．

重力置換方式の滅菌器による金属製器具の滅菌時の問題点として，器具の発錆などについては詳細を後述する．

機器の点検（CIとBI）

医療安全管理指針からみた機器の点検としては化学的方法，物理学的方法，生物学的方法としてCI（ケミカルインジケーター），温度センサーによる温度測定，BI（バイオロジカルインジケーター）がある．

頻繁に実施可能な検査方法としてはCIや温度センサーによる管理，点検が簡単である．BIによる管理については滅菌器のグレードにより使用方法や使用器材などが異なるため購入時に製造業者に詳細を質問すると良い．

ガス滅菌器の問題点について

器具の発錆と滅菌温度への懸念から錆びやすいカーバイトバーと中空管の多い切削器具などの滅菌にガス滅菌が採用されがちであるが，両者ともガス滅菌の種類によっては問題が多い．

とくに過酸化水素ガスプラズマ滅菌法は管腔内が乾燥しきれず，水分の残留により滅菌不良を発生しやすいため，タービンハンドピース（THP）などの切削器具の滅菌には使用できない．またカーバイト製のバー類に実施すると刃こぼれを起こすため禁忌である[4]．

さらにエチレンオキサイドガス（以下：EOG）滅菌で切削器具を滅菌すると残留した水分によりエチレンクロルヒドリンを発生するため禁忌である[5]．EOG滅菌でカーバイトバーを滅菌するとエアレーションに時間がかかりすぎるのが難点である[6]．

最近，医科器械店からホルマリンガス消毒器ではないホルマリンガス滅菌器が販売されている．以前からの懸念事項であった排出される薬剤の中和化も改良されつつある．今後，同器具の小型化と低価格化を早急に望みたいところである．そして従来からのホルマリンガス消毒器はあくまで消毒器であり滅菌器ではないことを十分に理解してほしい．

参考文献

1. 田口正博．歯内療法における滅菌と消毒の実際 —痛くない腫れない歯内療法—．東京：第一歯科出版，1997．
2. Jan Huijs（著），高階雅紀（監修）．医療現場の清浄と滅菌．東京：中山書店．2014．
3. Andersen HK, Fiehn NE, Larsen T. Effective of steam sterilization inside the turbine chambers of dental turbines. Oral Surg Oral Med Oral Pathol Oral Radiol Endod. 1999；87(2)：184-188.
4. 戸川紀子．洗浄滅菌処理による歯科用バーの表面劣化．医器学．2005；75(7)：375-380．
5. Parker HH 4th, Johnson RB. Effective of ethylene oxide for sterilization of dental handpieces. J Dent. 1995；23(2)：113-115.
6. 小林寛伊（編集）．医療現場の滅菌．2015；東京：へるす出版．81．

Suggestion 11 脱錆・防錆処理対策

金属製器具を常時きれいに保つ方法

　歯科医院の約9割が保持している重力置換方式の高圧蒸気滅菌器の滅菌能力以外の最大の短所のひとつは器具からの発錆である．

　乾燥工程に問題が多く，乾燥しきれない器具に発錆を生じやすい．とくにボックスロック部を有する鉗子類はパックされているため滅菌後，使用直前まで器具に触れないため発錆しているかどうかが確認できない．

　以前，ある企業人がドイツの医療機関の中央材料室を見学した際のスライドを拝見したことがある．そのスライドに写っていたすべての医療器具が新品のように輝いていたためその理由を筆者が企業人に尋ねてみたところ，すべての医療器具を滅菌前に脱錆処理と防錆処理を施しているとのことであった．

　その後，筆者の歯科医院で使用している金属製の器具のすべてを洗浄後，脱錆処理と防錆処理を毎回実施すると器具は光沢を帯び長持ちするようになった[1,2]．

　医療器具の一部にはほかの医療器具と区別するために金メッキが施されているが，このシステムを採用するまでは滅菌するたびに金メッキが剥がれ徐々に汚くなっていった．

　しかし脱錆処理・防錆処理を毎回施すようになってからは，金メッキは剥がれにくくなった．防錆処理により器具の表面に被膜が施され傷を防ぐ作用が働いていると思われる．図11-1～6に当院の脱錆・防錆処理システムを示す．

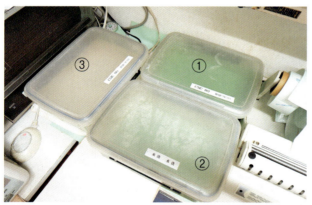

図11-1　当院の脱錆・防錆処理システム．①＝脱錆槽，②＝水洗槽，③＝防錆槽の順序で行う．

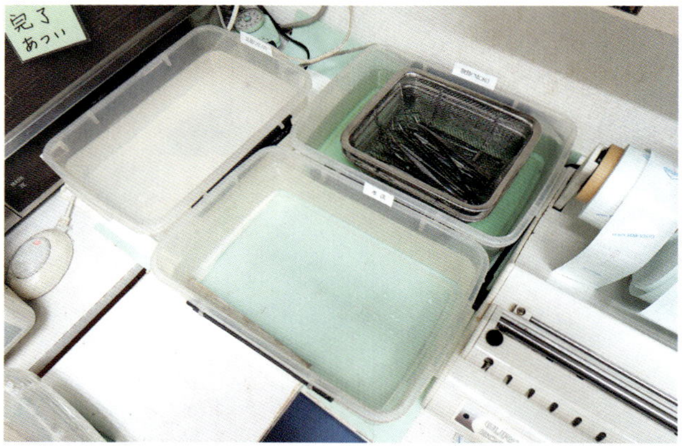

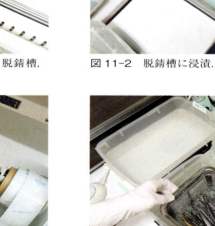

図11-2　脱錆槽に浸漬．

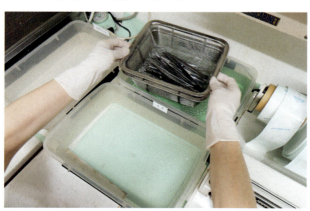

図11-3　脱錆剤より水洗槽に移動．

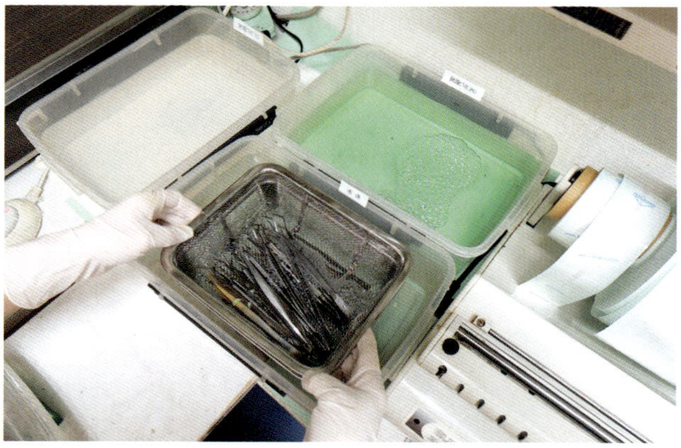

図11-4　水洗槽に浸漬．

検査器具への対策と診療器具の洗浄・滅菌　Chapter 4

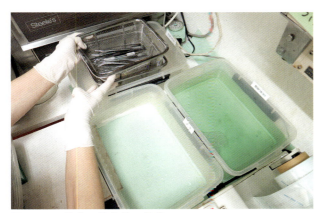

図11-5　最後に防錆槽に移動.

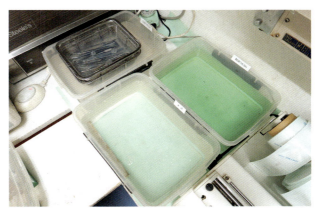

図11-6　防錆槽に浸漬させる.

錆びた器具の脱錆処理・防錆処理

　脱錆処理の要点としては脱錆剤に定められた時間浸漬後すぐに十分洗い流すことが重要である．ステンレス器具やカーバイドバー類を浸漬しすぎると刃こぼれを起こす．脱錆剤の注意点としては器具の浸漬時間が，短いと効果はなく，長時間であると金属に損傷を与える．

　筆者の医院では切削器具のカーバイトバー類は錆の程度によって10〜15分間，ステンレス製器具は30分間の浸漬を実施している（30分以上は禁忌である）．使用する製品により浸漬時間が異なるため注意する．なお浸漬後の水洗が不十分だと，滅菌後の器具に変色などが生じる（図11-7〜25）．

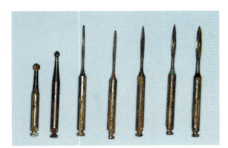

図11-7　錆びた切削器具類.

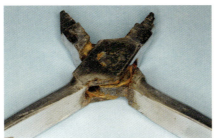

図11-8　錆びたステンレス製鉗子.

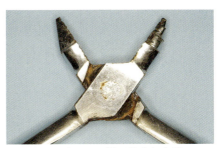

図11-9　ボックス部に発生した錆.

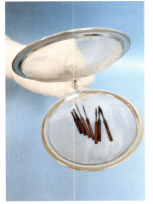

図11-10　バーバスケットに入れる.

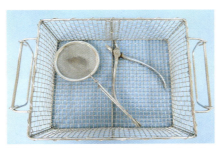

図11-11　浸漬専用バスケットに入れる.

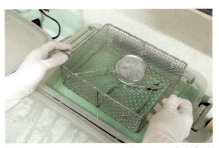

図11-12　脱錆剤に浸漬させる（浸漬時間に注意）.

Suggestion 11　脱錆・防錆処理対策

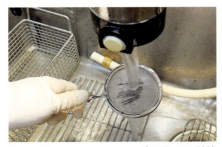

図11-13　カーバイトバー系の器具の脱錆は10～15分で引き上げて直ちに水洗する．

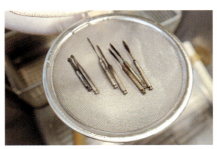

図11-14　水洗後のカーバイトバー類．

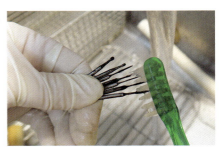

図11-15　ブラシを使用し，脱錆剤の除去．

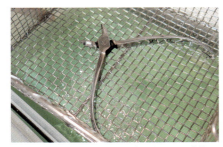

図11-16　ステンレス系の器具の脱錆は30分間浸漬後に引き上げる．

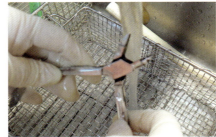

図11-17　直ちに水洗に移行する．

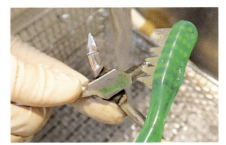

図11-18　ブラシを併用し細部まで水洗を実施する．

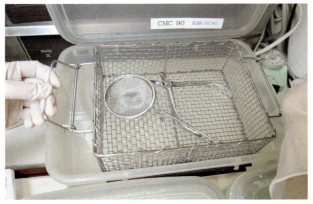

図11-19　防錆剤に浸漬．

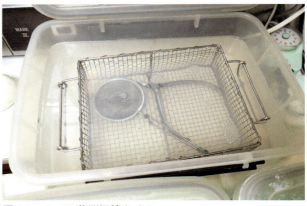

図11-20　30秒間浸漬させる．

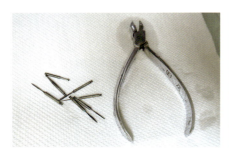

図11-21　浸漬後，自然乾燥を行う．

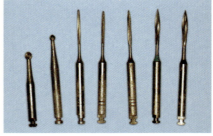

図11-22　錆が除去されたカーバイトバー類（図11-7と比較）．

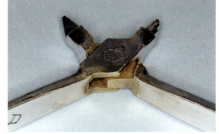

図11-23　錆が除去されたステンレス製器具（図11-8と比較）．

脱錆を終了後，防錆剤に通常30秒間から1分間浸漬し，その後乾燥させる．乾燥はタオルの上におき自然乾燥を実施している．タオルなどで拭き取ってはならない．

検査器具への対策と診療器具の洗浄・滅菌　Chapter 4

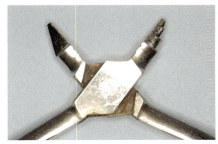

図11-24　ボックスロック部も錆が除去されている（図11-9と比較）．

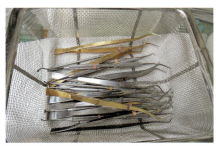

図11-25　タオル上にて乾燥させる．

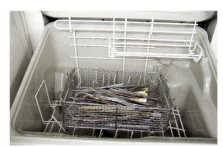

図11-26　食洗器にて積極的乾燥を行う．

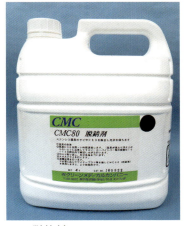

図11-27　脱錆剤．

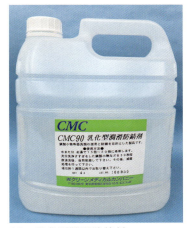

図11-28　乳化型潤滑防錆剤．

　乾燥を短時間に実施したい場合には，食洗器の乾燥工程のみにて乾燥させる（図11-26）．完全に乾燥してから滅菌バッグに封入し，滅菌工程に移る．

　なお図11-27，28に当院の脱錆・防錆処理システムにおいて使用されている脱錆剤と乳化型潤滑防錆を示す．

STEP 1→2→3

ステップ1　洗浄後，錆びている器具だけを脱錆剤処理をしてから滅菌を行う．

ステップ2　ステップ1に加え，錆びている器具のみに脱錆，防錆処理をして滅菌を行う．

ステップ3　洗浄後，すべての器具をルーチンに脱錆，防錆処理をしてから滅菌を行う．

参考文献

1. 田口正博．歯科医療における院内感染予防への第一歩．―できるところから始めよう―．2005；東京：クインテッセンス出版．51-53．
2. 日本医療機器学会編（翻訳・監修）．器械の再生処理．2014；62-79．

79

Chapter4のまとめ

ステップ1

基本セット
- 基本セット
  - ミラー
  - ピンセット（ドクター用）
  - ピンセット（アシスト用）
  - エキスプローラー
  - エキスカ
  - ストッパー
  - バキュームチップ
  - エジェクター
  - スリーウェイシリンジチップ

洗浄・滅菌で安心！

器具洗浄
- 用手洗浄＋ゴム手袋

金属製器具
- 洗浄＋脱錆（錆びている器具のみ）

安心だね！

ステップ2

基本セット
- 基本セット ＋ ピンセット（取り出し用）

検査器具
- スワッブ消毒
  - 血圧測定器
  - 聴診器
  - 電気系コード

器具の洗浄
- 浸漬洗浄＋食洗器
- 超音波洗浄

金属製器具
- 洗浄＋脱錆＋防錆（錆びている器具のみ）

ステップ3

基本セット プラス
- プラクティスミニトレー（図8-8）
- 綿球ガーゼ缶
- スポイド角瓶

検査器具
- 撮影用大型ミラー（滅菌バッグ）
- マイクロスコープ（ビニール袋装着）

器具の洗浄
- ウォッシャーディスインフェクター（噴射型洗浄）
- 中空器具の専用洗浄器SQUDO（スキュード・図9-13, 14）

金属器具
- 高圧蒸気滅菌・ガス滅菌・乾熱滅菌 洗浄＋脱錆＋防錆処理（全器具）

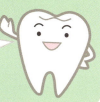

Chapter 5

樹脂製器具，印象物，石膏模型，補綴物の消毒・滅菌

— 咬合調整や義歯調整時のプライヤー類も汚染されている —

Suggestion 12 樹脂製器具のガス滅菌と薬液消毒，化学的滅菌での対策

過酸化水素ガスプラズマ滅菌器によるガス滅菌

樹脂製器具の滅菌はガス滅菌と薬液消毒の2種類がある．EOG滅菌器や過酸化水素ガスプラズマ滅菌器（図12-1）を所持している医療機関は前述の注意事項を遵守して使用すれば良い．ただしEOG滅菌器は滅菌後のエアレーションを十分実施しないと危険である[1]．滅菌時間はエアレーションを含め30時間を超え，もっとも早いエアレーションを実施しても午前中に滅菌を開始して使用可能になるのは翌日の夕方以降になる．したがって，器具を多数準備しなければならない（図12-2～10）．

それに比較し，過酸化水素ガスプラズマ滅菌器の主な特徴は低湿滅菌にもかかわらず，滅菌時間は30～40分間前後で完了する．また使用する過酸化水素水は滅菌後，水と酸素に分解されるため有毒な物質は排出されない[2,3]（図12-11～13）．さらにコンパクトなうえ配管設備やエアーレーターなどの設備は不要で200V電源で設置可能である．そして，約50℃の低温で滅菌するため高温滅菌と比べ，被滅菌物の劣化を抑えることができる．しかし，滅菌器本体の価格が高価であるとともに使用される滅菌バッグも高価，さらに使用滅菌バッグが特殊で高圧蒸気滅菌で使用される滅菌バッグとシールする温度が異なる．加えて修理代や滅菌に使用する薬剤などのランニングコストが高く，現状ではクリニック規模での使用には困難がともなう．したがって，採用に当たっては十分な考慮が必要である．しかし滅菌方法が限定されているプリオンには最適な滅菌方法ではある[4,5]．

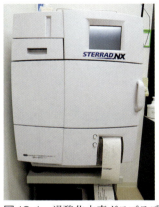

図12-1　過酸化水素ガスプラズマ滅菌器（STERRAD® NX®）．

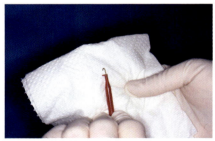

図12-2　根管長測定に使用される器具．

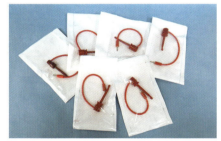

図12-3　数を揃えておけば，ガス滅菌を実施しても診療に支障はない．

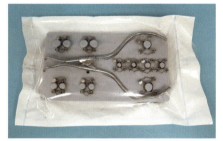

図12-4　樹脂製のトレーを含むマトリックスバンド．

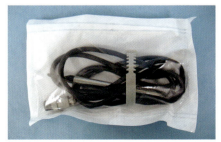

図12-5　電気系コード類．

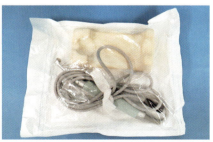

図12-6　Ni-Tiコード付き切削器具．

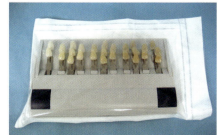

図12-7　シェードガイド．

樹脂製器具，印象物，石膏模型，補綴物の消毒・滅菌

Chapter 5

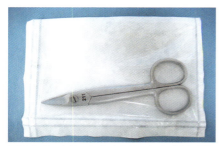

図12-8　切れ味を大切にする金冠ばさみなどの器具．

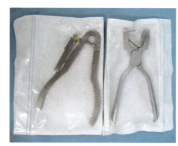

図12-9　スプリングやネジを含む器具類．

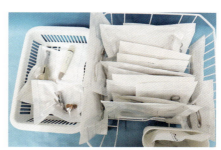

図12-10　プラズマ滅菌専用滅菌バッグにて梱包する．

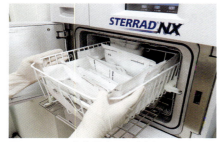

図12-11　滅菌器内に設置する．

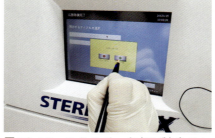

図12-12　スタンダード（28分）あるいはアドバンス（38分）を選択，いずれも40分以内に完了する．

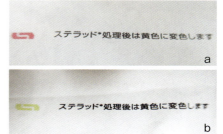

図12-13a, b　a：滅菌前のCI（上）．b：滅菌後のCI．

グルタラールアルデヒド製剤による薬液消毒，化学的滅菌

　従来からの薬液消毒は簡便で安価に樹脂製の器具の消毒が可能である[6]．使用される薬剤にはグルタラールアルデヒド製剤，過酢酸製剤，フタラール製剤の3種類が存在する．

　高水準消毒処理としてはグルタラールアルデヒド製剤への浸漬時間は30分間～1時間，フタラール製剤と過酢酸製剤の浸漬時間は5分間である．芽胞形成菌対策として化学的滅菌処理の場合，グルタラールアルデヒド製剤は6時間，過酢酸は10分間を要する．なおフタラール製剤は化学的滅菌には不適である．いかなる薬剤を採用するかは高水準消毒か化学的滅菌のグレードを求めるか，薬剤の購入費により使用する医療機関の選択に任せられる．

　筆者の診療室では化学的滅菌の実施では，安価なグルタラールアルデヒド製剤（図12-14）を採用している．浸漬時間の6時間という時間的短所は，毎日診療終了後にすべての被滅菌物を薬液槽に浸漬し，翌日の朝に水洗を実施すれば，6時間以上の浸漬時間が確保されるため，浸漬時間の問題点を克服

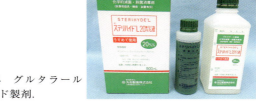

図12-14　グルタラールアルデヒド製剤．

している．このため器具を数多く準備する必要がある（図12-15～30）．

　薬液消毒法の問題点としては薬剤交換時の廃棄方法である．もちろんそのまま大量の水に希釈しながら廃棄しても良いが，建設物の配管への配慮や地球環境への影響を考慮して，中和してから廃棄するべきである（図12-31～35）．

　グルタラールアルデヒド製剤は亜硫酸水素ナトリウムで中和し，次亜塩素酸ナトリウムはチオ硫酸ソーダで中和する．もし過酢酸のような強酸性水を中和せずに廃棄すると配管へのダメージは大きいと考えられ，筆者の診療室で過酢酸を採用していない理由のひとつである．

Suggestion 12　樹脂製器具のガス滅菌と薬液消毒，化学的滅菌での対策

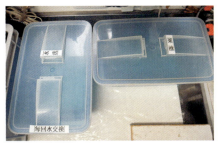
図12-15　薬液槽と水洗槽．

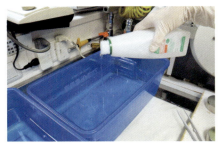
図12-16　薬液の投入．

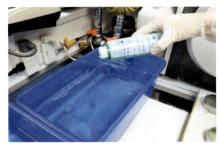
図12-17　緩衝剤の投入．

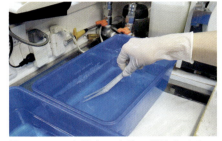
図12-18　容器内で十分に撹拌させる．

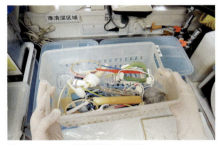
図12-19　被滅菌物の浸漬．

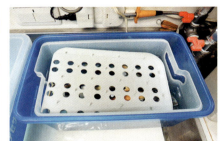
図12-20　被滅菌物の上に落し蓋をおく．

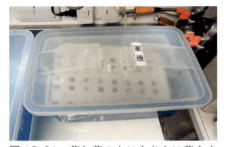
図12-21　落し蓋の上にもさらに蓋をする．

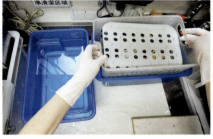
図12-22　時間が経過したら水洗槽に移動．化学的滅菌は6時間，薬液消毒は60分．

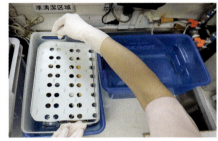
図12-23　水洗槽で30分浸漬．

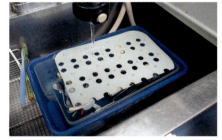
図12-24　流水下での水洗．

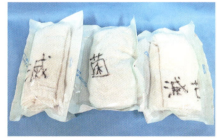
図12-25　多数準備された滅菌タオル類．

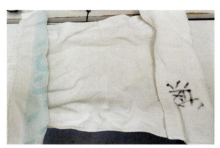
図12-26　滅菌タオルを準備し，開封．

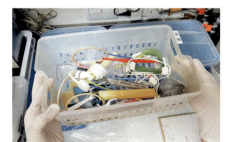
図12-27　水洗後の器具．

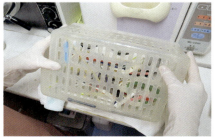
図12-28　廻診トレー上の滅菌タオルの上に注意深くおく．

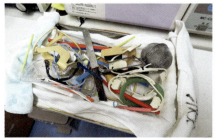
図12-29　滅菌タオルにて乾燥を行う．

樹脂製器具，印象物，石膏模型，補綴物の消毒・滅菌　Chapter 5

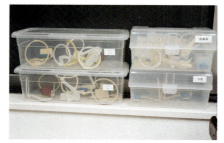
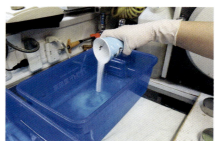

図12-30　保管状況．
図12-31　グルタラールアルデヒド中和剤で中和する．

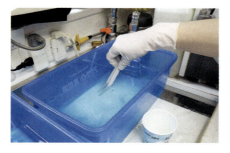
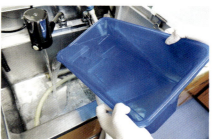

図12-32　その後十分に撹拌する．
図12-33　大量の水で希釈して廃棄する．

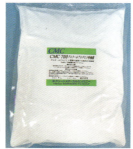

図12-34　グルタラールアルデヒド中和剤．

図12-35　次亜塩素酸ナトリウム中和剤．

　なお電解酸性水などの水による対応は最新の滅菌保証ガイドラインにも掲載されていない[6]．このことからも消毒液の代用としては認められず，グッズの範囲であることを忘れずに認識してほしい．流水による器具の洗浄に使用するのは良いが，薬液消毒の代用にはならないと言うことである．

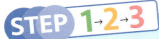

ステップ1
洗浄後，薬液消毒（グルタラールアルデヒドは60分間）から化学的滅菌の実施へ移行する（グルタラールアルデヒドは6時間，過酢酸は10分間）．

ステップ2
ステップ1に加え，器具の乾燥に滅菌タオルか乾燥器を使用する．

ステップ3
ステップ2に加え，化学的滅菌を実施する施設の換気機能を充実させる．さらに薬液廃棄の際には中和してから廃棄する．

参考文献

1. 日本医療機器学会（編）．医療現場における滅菌保証のガイドライン．2015；82-98．
2. 日本医療機器学会（編）．医療現場における滅菌保証のガイドライン．2015；99-118．
3. 日本医療機器学会（編・翻訳・監修）．器械の再生処理．2014；59-60．
4. 小林寛伊（監修）．過酸化水素低温ガスプラズマ滅菌法による動物およびヒトプリオンの不活性化．Pharma Medica．2007；27(10)：153-155．
5. 大久保憲．クロイツフェルト・ヤコブ病（CJD）プリオンの二次感染防止．INFECTION CONTROL．2008；17(12)：50-53．
6. 日本医療機器学会（編）．医療現場における滅菌保証のガイドライン 2015；52．

印象物，石膏模型，補綴物の消毒・滅菌

感染対策の立ち遅れの要因

日本補綴歯科学会より発行されている感染対策指針によれば補綴歯科治療の特殊性と感染対策の立ち遅れの要因として下記の事項が記されている[1]．

① 従来の補綴歯科治療の多くは非観血処置であり，また，これに技工物などに起因した感染の問題が遡上に挙がったことがないため，消毒，感染予防の必要性の認識が希薄である．

② 補綴歯科治療はオーダーメイド治療であり，被消毒体の大量滅菌・消毒，使い捨てができない．したがって，診療報酬を考慮すると消毒に要する経費がかかりすぎる．

③ 被消毒体の材料は，寒天，石膏，シリコーン，レジン，金属，セラミックなど多岐にわたり，1つの消毒・滅菌方法では対応できないこと．また，とくに，もっとも使用頻度の高い石膏やアルジネート印象材の消毒が困難であること．

④ 被消毒体には高い精度を必要とされるため，消毒操作による変形などが危惧されること．

これらの要因により補綴治療現場における適切な感染対策が長い間採用されてこなかった．しかし，通常患歯に注射器による浸潤麻酔を実施し，歯冠形成後，印象材にて印象を実施する場合，口腔内は注射針の刺入点からも[2,3]歯冠形成後の辺縁歯肉からも出血が生じている．したがって，印象物に血液の混じった唾液が大量に付着し（図13-1），その印象物を水洗のみで石膏を注げば石膏模型は患者の唾液や血液で汚染される．歯科技工士らの肝炎罹患率から推定してもこの問題は避けられない[4]．

印象時に使用する主たる器具や材料として寒天アルジネート連合印象では印象用トレー，寒天印象用シリンジ，印象材である．前述のとおり印象用トレーは金属製であれば高圧蒸気滅菌，樹脂製であればガス滅菌か化学的滅菌にて処理する．印象材を注入するシリンジにおいても，金属製であれば高圧蒸気滅菌，樹脂製のシリンジであれば先端がディスポーザブル製のシリンジを有するシステムを採用する．シリコーン印象の場合はすでに先端はディスポーザブル化されていて安全だが，汚染された手指で触れる樹脂製のガン本体は，袋状ラッピングにて対応する必要がある．印象物の水洗についてはアルジネート印象材では2分間，シリコーン印象材では30秒間水洗する[5]．印象物の消毒についてはシリコーン印象材については高水準消毒剤による薬液消毒を実施する．筆者は2％グルタラールアルデヒド剤に30分間の浸漬を採用している．

同学会指針によれば，中水準消毒薬である0.1〜1.0％次亜塩素酸ナトリウム溶液への15〜30分間浸漬も推奨している．もっとも使用される頻度の高いアルジネート印象材と寒天との連合印象材を，グルタラールアルデヒド系溶液に浸漬処理する方法も推奨しているが，印象物の表面が粗造化するため筆者は採用していない[6,7]．また次亜塩素酸ナトリウム溶液は安価ではあるが浸漬時間が長く，劣化の度合いが早いため薬液交換の頻度や寒天印象材の表面性状に及ぼす影響など，問題が多い[8,9]．

アルジネート印象材やアルジネート印象材と寒天との連合印象材への消毒については，筆者は主に

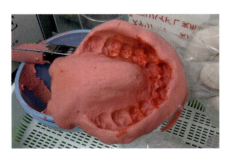
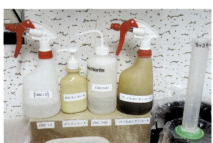

1 | 2

図13-1 血液の付着した印象トレーを診療室内のシンクで水洗後に運搬トレーに入れる．
図13-2 印象物への消毒システム．

樹脂製器具，印象物，石膏模型，補綴物の消毒・滅菌　Chapter 5

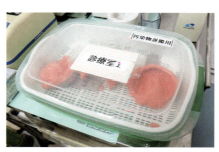
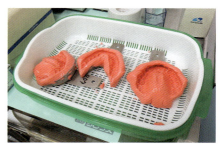

図13-3　各診療室より蓋のある容器にて運搬する．
図13-4　消毒コーナーにてはじめて開封する．

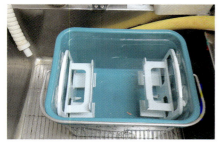
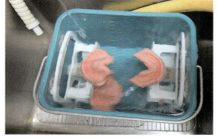
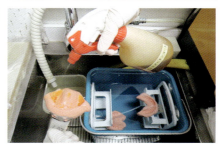

図13-5　水洗槽の準備をしておく．
図13-6　流水下にて2分間の水洗を実施する．
図13-7　水洗後ポビドンヨードの吹き付けを行う．

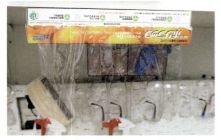
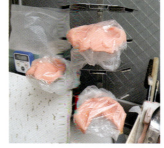
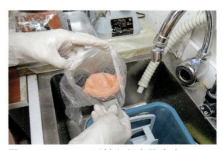

図13-8　家庭用小型ラップを準備しておく．
図13-9　ラップあるいはビニール袋にてラッピング後，5分間放置する．
図13-10　ラップ材などを除去する．

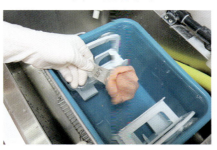
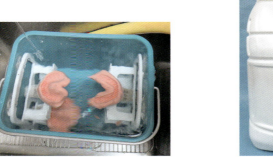

図13-11　水洗槽にて薬剤を除去する．
図13-12　印象模型除菌クリーナーに10分間浸漬させる．

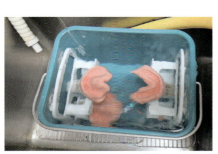
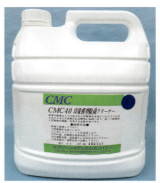

図13-13　再度，流水下にて水洗する．
図13-14　印象模型除菌クリーナー．

Suggestion 13　印象物，石膏模型，補綴物の消毒・滅菌

0.1％ポビドンヨード製剤[10, 11]とイルガサンDP-300，陰イオン界面活性剤，両性界面活性剤が処方されている印象模型除菌クリーナー原液に印象物を浸漬する方法を採用している（図13-2～14）．

ただし，含有しているイルガサンDP-300については2016年9月2日に米国食品医薬品局（FDA）が，ほかの18成分を含む石けんに関し，米国内での販売を1年後に禁止する措置を発表した．これに対応し，厚生労働省は2016年9月30日に製造業者に対し，1年以内に同成分を含まない製品に切り替えるよう要請した．

薬用石けんとは異なり，また手指に直接作用させる製品ではなく，さらに使用後に十分水洗して使用する方法のため問題は少ない．しかし，製造業者は今後，ほかの抗菌剤などに変更する予定があると述べている．ポビドンヨードなどの薬効の不足部分についてはその後の石膏対策時に次亜塩素酸ナトリウム溶液を使用することにより補っている．

STEP 1→2→3

- **ステップ1**：印象物を流水下で水洗（アルジネート印象材は2分間，シリコーン印象材は30秒間）を実施してから石膏を注ぐ．
- **ステップ2**：ステップ1に加え水洗後，ヨード製剤を噴霧後，ラッピングして5分間放置し，水洗してから石膏を注ぐ．
- **ステップ3**：ステップ2に加えさらに専用除菌液に10分間浸漬し水洗後，石膏を注ぐ．

石膏模型への対策

同学会指針によれば石膏模型の製作過程における消毒は，「印象体」に対して行うことを原則としているが，石膏泥注入時の練和水に次亜塩素酸系消毒薬の添加も効果的であるとしている[12]．筆者はこの方法を採用し，技工所の石膏模型からの水平感染を防ぐために石膏練和水に次亜塩素酸系消毒薬である石膏用水除菌剤として，ジクロロイソシアヌル酸を添加している（図13-15～17）[13, 14]．

短所としては硬化後の石膏模型から塩素臭が発生するため設置場所の換気には注意する必要がある．さらに筆者の診療室では硬化した石膏にアルコール製剤を噴霧している．

したがって技工所へ渡す石膏模型は可能なかぎり安全だと確信している（図13-18，19）．石膏模型をEOG滅菌法や高水準消毒薬などに浸漬する方法は使用する薬剤の残留性の問題から禁忌である．

なお，アルジネート印象材や石膏が付着した印象用トレーの洗浄には万能クリーナーや石膏溶解剤を使用し，印象材や石膏をきれいに除去してから滅菌操作に移る（図13-20～24）．

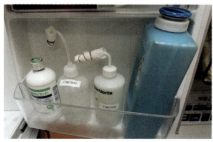
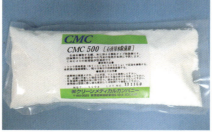
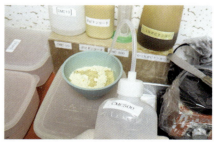

図13-15～17　冷蔵庫に保管されていたジクロロイソシアヌル酸ナトリウム系の石膏用水除菌剤入りの水で石膏を練和する．

樹脂製器具，印象物，石膏模型，補綴物の消毒・滅菌　Chapter 5

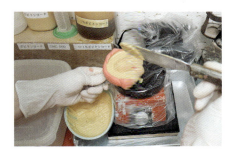
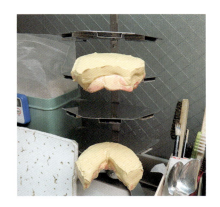

図 13-18　印象物に石膏を注ぐ．
図 13-19　石膏の硬化．

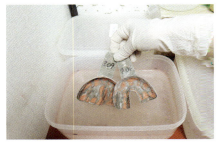
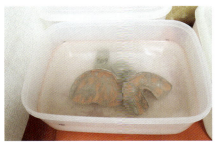
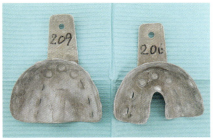

図 13-20　印象用トレーに付着したアルジネート印象材を除去する．
図 13-21　万能クリーナーに浸漬させる．
図 13-22　アルジネート印象材や石膏が除去された滅菌前の印象トレー．

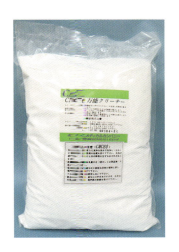
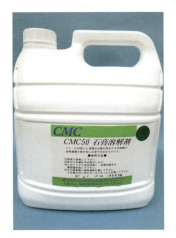

図 13-23　前述のタオルの洗濯やカスト類の清掃にも使用される万能クリーナー．
図 13-24　石膏溶解剤．

STEP 1→2→3

ステップ1
硬化後の模型にアルコール製剤を噴霧する．

ステップ2
ステップ1に加え，練和する石膏スパチュラは薬液消毒，ラバーボールは熱水消毒されたものを使う．

ステップ3
ステップ2に加え，石膏を練和する水に次亜塩素酸系消毒薬を添加する．

補綴物への対策

外注技工所から戻ってきた補綴物は「除菌済」とされていても，各種微生物により汚染されていると判断したほうが良い（図13-25）．その補綴物を滅菌・消毒を実施せずに患者の口腔内に直接装着する行為は改善を必要とする．外注技工物は必ず滅菌，あるいは消毒を実施してから患者に装着をするべきである．

技工物には金属製，陶製，樹脂製などに分けられる．金属製の技工物については装着されている石膏模型とともに低温乾熱滅菌を100℃，60分間で実施する[15]（図13-26）．

もっとも当初は陶材系の補綴物は高温度で焼成されているため滅菌時の100℃程度の温度では影響は少ないと考えていたが，実際には低温乾熱滅菌を実施すると陶材部に亀裂が多数発生したため，陶材焼付鋳造冠への本滅菌法は断念し，グルタラールアルデヒド系の薬液消毒を実施している．

また金属が含まれている補綴物の消毒には発錆しやすい過酢酸系の薬液消毒は向いていない．フタラール系の消毒薬もあるが，消毒した経尿道的検査器具でショック，アナフィラキシー様症状の発生や超音波白内障手術器具で水疱性角膜症，角膜浮腫，角膜混濁，および経食道心エコープローブで口唇および口腔内の黒色変化などの重篤な症状が認められ

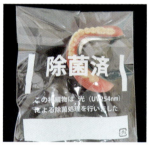
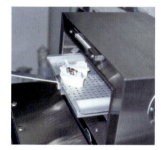

図13-25 技工所から戻ってきた補綴物．
図13-26 金属製補綴物の低温乾熱滅菌．

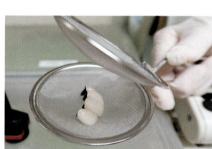
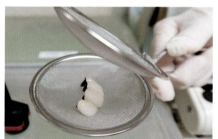
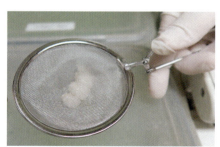

図13-27 咬合器に装着した補綴物．
図13-28 専用バスケットにセットする．
図13-29 蓋をした状態．

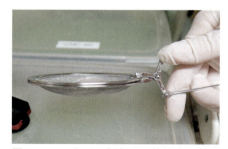
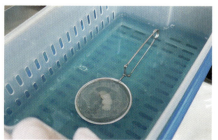
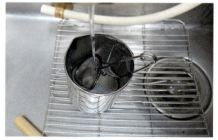

図13-30 上下の網部分が接触するため補綴物は動かずに安定する．
図13-31 補綴物を薬液へ浸漬させる．
図13-32 流水下で水洗する．

樹脂製器具，印象物，石膏模型，補綴物の消毒・滅菌　Chapter 5

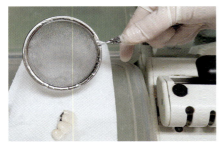
図 13-33　滅菌ペーパータオルにて乾燥させる．

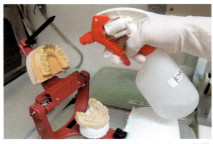
図 13-34　咬合器にセットされた石膏模型へのアルコール製剤による消毒．

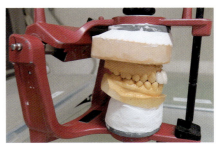
図 13-35　消毒した模型に消毒済みの補綴物を戻す．

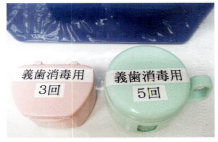
図 13-36　樹脂製義歯の消毒容器．

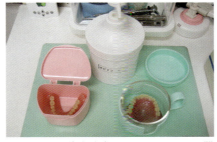
図 13-37　義歯消毒システムに用いる器材．

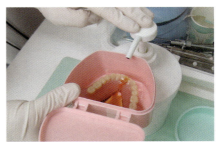
図 13-38　ポビドンヨード液を計量する．

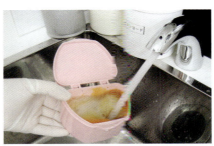
図 13-39　薬液を希釈する．
図 13-40　薬液で浸漬消毒する．

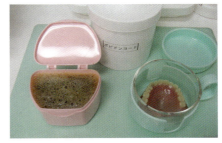

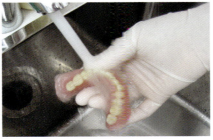
図 13-41　流水下で水洗する．
図 13-42　紙練板は紫外線殺菌にて表面を処理する．

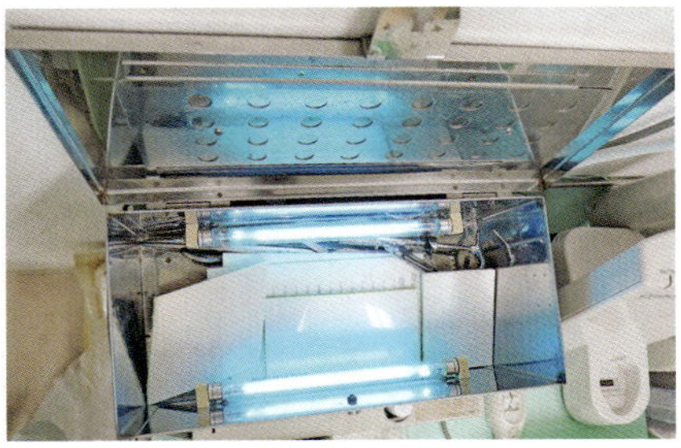

たため採用していない[16, 17]．筆者の診療室では薬液消毒や化学的滅菌は安価なグルタラールアルデヒド系の薬液で統一している．

　樹脂系のレジンを含む義歯などの補綴物の薬液消毒にはレジンの吸水性質上，ポビドンヨード製剤にて実施している．ただし長時間の浸漬を実施するとレジンに変色の恐れがあるので注意が必要となる（図 13-27〜33）．

　技工所より補綴物と一緒に戻ってくる石膏模型はアルコール製剤をスプレーガンで吹き付けてから，滅菌・薬液消毒された補綴物を戻す（図 13-34，35）．

　そのほか，金属以外の補綴物はすべて薬液消毒を実施後に患者に装着している（図 13-36〜41）．

　補綴物装着時のセメント類への対応としては，セ

Suggestion 13　印象物，石膏模型，補綴物の消毒・滅菌

メント自体が滅菌されているわけではないが，せめて使用されるスパチュラや練板類はディスポーザブル化か消毒するべきである．歯科疾患の処置を医療として実施するならば補綴物を装着する生活歯の象牙質に接するセメント類にも歯髄象牙質複合体として捉えることが重要である．

筆者の使用する紙練板は紫外線殺菌灯を用いて表面処理をしている（図 13-42）．使用されるスパチュラ類は材質により滅菌あるいは消毒を実施している．整形外科で人工関節と骨を固定する接着剤として使用される骨セメントも粉末のポリマーと液体のモノマーをラバーボールとスパチュラで練和して使用している．当然，滅菌は徹底している．

STEP 1→2→3

ステップ1
でき上がった補綴物にアルコール製剤を噴霧する．

ステップ2
ステップ1に加え，練和するスパチュラは薬液消毒，紙練板は表面を紫外線殺菌されたものを使用する．

ステップ3
ステップ2に加え，金属系は低温乾熱滅菌の実施，陶材系はグルタラールアルデヒドにて薬液消毒，レジン系はポビドンヨードにて消毒してから口腔内に装着する．

咬合調整や義歯調整時の対応としては，滅菌あるいは消毒された器具にて実施する．プライヤー類は滅菌しなくて良いというグレードではない．口腔内から何度も出し入れをしている補綴物のクラスプ調整をするため，血液を含んだ唾液に触れ汚染しているからである．

以前，歯科矯正で使用されるプライヤー類は机上の鉗子立てに並んでいた．現在そのようなグレードで歯科矯正を実施している歯科矯正専門医院は少ないであろう．ただし，プライヤー類の滅菌は重力置換方式高圧蒸気滅菌器では錆やすく，ガス滅菌か乾熱滅菌器のいずれかで対応する．

さらに滅菌バッグにて梱包されているほうが，必要な器具のみを選択することができ使用しやすい．ただし EOG 滅菌法は毒性が強く，専用の換気装置のない狭いクリニックの片隅で使用するのは危険極まりない．

チェアーサイドでの義歯調整や研磨への対応としては前述のように，口腔内からの出し入れを繰り返すため補綴物の調整によって排出される切削粉などで周囲が汚染されることを防がなければならない．技工室のレーズなどで対応すれば，技工室で使用される義歯研磨用備品のほとんどが汚染される．したがって筆者は各診療室の汚染を技工室に拡大させ

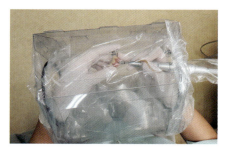
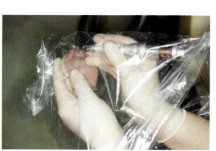

図 13-43　ボックス内にて調整の実施．
図 13-44　ビニール袋内にて調整（ビニール袋には細工が必要である）．

ないために1人の患者の治療が終了するまでは診療室から出室しないことを原則とし，チェアーサイドで専用ボックスあるいはビニール袋を使用している（図13-43，44）．

切削時に排出される粉末が可能なかぎり床に散らばらないように配慮しながらマイクロモーターと研磨用シリコーンビッグポイント類で対応している．

長所としては床の汚染が最小限ですむこと，万一，補綴物が跳ねてもビニール内に残り床に落下せず安心であること．短所としてはビニールやボックスを介在しているため直視と比較して視界が明瞭ではないことである．とくにビニールの場合はまとわり付いてくるので巻き込まない注意が必要である．

最後に日本補綴歯科学会より提示されている「補綴歯科治療過程における感染対策指針の概要」を挙げておく[18]．

- 感染対策は補綴歯科医療の信頼を築く第一歩．
- 個人レベルの感染・健康対策（ゴーグル・マスクの装着，うがいと衛生的手洗いの励行，ワクチン〈B型肝炎〉の接種など）．
- 職域において感染対策（感染対策教育，情報提供，健康管理，曝露予防および曝露後管理，記録管理，スタッフ間におけるディスカッションの促進）．
- 診療室，技工室環境の感染対策（布タオルからペーパータオルへ，治療後ごとのグローブの交換，印象体の剥離時のグローブ装着，口腔外バキュームの設置，作業区域・受け取り区域・消毒区域の設置）．
- 歯科医師，歯科衛生士だけでなく，歯科技工士も医療職としての自覚（白衣の着脱，診療区域および技工区域における飲食の自粛，指輪や時計などの装着の自粛）．
- 印象体の消毒は診療室で，十分な水洗と中水準消毒以上を行う．技工指示書には消毒法を明示する．
- 技工室での消毒は超音波洗浄と低〜中水準消毒．技工物納品書には消毒法を明示する．
- 技工物などに対する消毒剤の有害作用についての知識を深める．

参考文献

1. 日本歯科補綴学会（編）．補綴歯科治療過程における感染対策指針．2007；51(3)：5.
2. 国公立大学附属病院感染対策協議会（編）．病院感染対策ガイドライン改訂第2版．歯科における院内感染対策ガイドライン歯科改訂第2版．2015；東京：じほう．247-248.
3. 堀内 博．歯科診療時における感染予防に関する総合的研究．歯医学誌．1995；14：25-42.
4. 松本和浩．歯科領域における医療機器 DO NOT＆エビデンス7．INFECTION CONTROL．2015；24(10)：944-950.
5. 日本補綴歯科学会（編）．補綴歯科治療過程における感染対策指針．補綴誌．2007；51(3)：8.
6. 畦森雅子ほか：グルタルアルデヒドによるアルジネート印象の消毒．日歯保誌．1994；37(3)：974-981.
7. 土生博義ほか：寒天・アルジネート連合印象システムの研究．薬剤消毒の影響．歯科材料・器械．1998；17(4)：231-237.
8. 田辺直紀．添加剤入り次亜塩素酸ナトリウム溶液による印象の浸漬消毒が模型の表面性状に及ぼす影響．日大歯学．2006；80(1)：1-4.
9. 平口久子ほか．寒天・アルジネート連合印象の薬液消毒が模型の再現性に及ぼす影響．歯科材料・器械．1998；17(1)：89-95.
10. 遠矢幸伸，神山浩子，疋田宗生ほか．ポビドンヨード製剤の抗カリシウイルス活性．日化療会誌．2006；54(3)：260-262.
11. 辻間良ほか．ポビドンヨード系消毒薬の各種細菌に対する最少殺菌濃度（MKC）と手術部位皮膚消毒効果の検討．薬局．2002；53(12)：2977-2982.
12. 大西正和．歯科技工における感染対策の一考察．QDT．1999；24(5)：15-24.
13. 川本是也．消毒剤溶液による練和が石膏の物性に及ぼす影響．歯科材料・器械．1995；14(1)：24-36.
14. 赤松 孝，田畑耕一，広永道隆．ジクロロイソアヌル酸ナトリウムの各種微生物に対する殺菌力およびその評価．厚生年金病院年報（厚生年金事業助成論文21）．1994；313-320.
15. 土生博義．模型の消毒—とくに理学的消毒処理が物性に及ぼす影響—．日歯医師会誌．1992；45(2)：43-54.
16. 医薬品・医療用具等安全性情報 NO.201．厚生労働省医薬食品局．2004；9-11.
17. 医薬品・医療用具等安全性情報 NO.209．厚生労働省医薬食品局．2005；3-4.
18. 日本補綴歯科学会（編）．補綴歯科治療過程における感染対策指針．補綴誌．2007；51(3)：57.

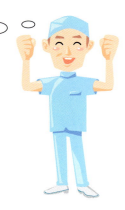

口腔内への出し入れを繰り返す補綴物のチェアーサイドでの調整には器具と補綴物にビニール袋を被せて実施し，飛散する切削粉からの汚染を防ぐ！

Chapter5のまとめ

ステップ1

樹脂製器具
- 洗浄・薬液消毒
  → 滅菌タオルで乾燥

印象物
- 水洗 → 石膏

義歯調整研磨
- ビニール袋

石膏模型
- アルコール製剤噴霧

補綴物
- アルコール製剤噴霧

ステップ2

樹脂製器具
- 洗浄・薬液消毒 + 換気機能の充実 薬液廃棄時に中和

印象物：寒天・アルジネート系
- 水洗 → ヨード製剤
  → 水洗 → 専用除菌液
  → 水洗 → 石膏

義歯調整研磨
- 専用ボックス

石膏模型
- スパチュラ → 薬液消毒
- ラバーボール → 熱水消毒

補綴物
- スパチュラ（プラスティック）
  → 薬液消毒
- 紙練板
  → 紫外線殺菌（表面）

ステップ3

樹脂製器具
- 薬液消毒から化学的滅菌へ

印象物：シリコーンラバー系
- 水洗 → グルタラールアルデヒドによる薬液消毒 → 水洗 → 石膏

義歯調整研磨
- 口腔外バキューム

石膏模型
- 石膏練和時の水 →
  次亜塩素酸系消毒薬添加

補綴物
- 金属系 → 低温乾熱滅菌
- 陶材系 → 薬液消毒（グルタラールアルデヒド）
- レジン系（義歯）
  → 薬液消毒（ポビドンヨード）

Chapter 6

切削器具類への洗浄・滅菌・乾燥とエックス線撮影機器の汚染予防対策および診療後のユニットの片付けと清拭・ラッピング

— もはや猶予はない切削器具の滅菌 —

Suggestion 14 切削器具とエックス線撮影機器への感染予防対策

患者ごとに切削器具を滅菌しているか

2014年5月，ある全国紙において「歯削る機器7割使い回し，滅菌せず院内感染懸念」と大々的に報じられた．本記事の内容は国立感染症研究所研究班の調査で「患者ごとに必ず滅菌した機器に交換」との回答は34％であった．

さかのぼって2012年4月，厚生労働省の歯科保健医療情報収集事業の一貫として実施された日本歯科医学会による同様の調査では，31.4％であった．今回の報道による世論の反響は大きく，報道後に多数の歯科医院で新しい切削器具や滅菌器の購入があったとみられる．われわれは，キンバリー事件*を忘れてはならない[1]．

他科と比較した歯科医療の特殊性は，歯牙という硬組織を切削する頻度と観血処置の頻度が高いことである．歯牙を切削する際に使用されるタービンハンドピース（以下：THP）やマイクロモーターハンドピース（以下：MMHP）などの切削器具は，患者ごとに滅菌を行ったうえで使用されなければならない．しかし切削器具に高圧蒸気滅菌を行うと，多々トラブルが発生するため実施をためらう，という話も聞く．適切な方法で滅菌を実施すれば，そのようなことはないはずである．それでもトラブルが生じるのであれば，それは高圧蒸気滅菌による問題ではなく，切削器具自体の品質に問題がある[2~6]．

切削器具の滅菌

歯科で使用されるTHPとMMHPは各々構造が異なる．いずれも各種樹脂やシリコーンゴム系のパーツや中空管，ボールベアリングなどの精密機械が多く含まれ，医科で使用される内視鏡と同様に，高価で滅菌の困難な医療器具である．

巷では，内視鏡検査を受診する場合には朝一番に実施してもらうのが良いと噂されているのも根拠がないわけではない．朝一番の使用時には前日の診療終了後，器具に十分な滅菌が実施されていると考えられるからである．果たして歯科ではいかがであろうか．使用した切削器具に患者ごとの滅菌の実施が不十分であるとしたら，同様の状況が想像されるのではないだろうか．

切削器具は血液や唾液で満たされている口腔内で使用される．外科処置で使用した器具を水洗とアルコール清拭だけですませている医療機関はないように，切削器具も外部のみの清拭やフラッシングだけでは不十分である．たとえばTHPは回転を止めると，惰性で内部のローターが回転して陰圧を生じ，口腔内の血液や唾液，歯牙切削粉などを器具内に吸引してしまう．たとえ逆流防止弁が付与されていてもその機能はTHP部分よりも近心のカップリング部分に位置するため，THP本体の汚染は避けられない[7,8]．つまり，切削器具は使用するたびに，いずれの歯科用ユニットのTHPでも吸引が生じる．その吸引回数は1回の治療時に多数回に及び，汚染の度合いは少なくない．

MMHPは電気系統でギアを回転させるため，電気系統の供給が遮断されれば，即座にギアなどは回転を停止し，構造的には吸引は生じない．しかし停止時のMMHP先端からの水垂れを防ぐために，歯科用ユニット内の電磁弁に吸引機能をもたせていることが多い．その機能が前述の口腔内の血液や唾液を吸い込む．したがって，THPとMMHPはともに加熱滅菌を使用ごとに施す必要がある．

歯科治療は医療行為であり歯科医療と位置づけるのであれば，ひとたび口腔内で使用すれば吸引の有無にかかわらず滅菌は当然である．切削器具の滅菌をおろそかにすることは，医療人としての信頼を失墜させる行為である．先の新聞記事にも取り上げられ，世間の関心は高まっている．もはや猶予はない．

滅菌法の実際

　歯科で頻繁に使用される切削器具の滅菌法の実際について述べる．諸先生方にとってはごく当たり前の事項かもしれないが，もう一度確認していただき，さらなる水準の向上を期待したい．

　洗浄は切削器具に高圧蒸気滅菌を実施する前の吸引した物質を洗い流す重要な作業である．切削粉や血液などのタンパク質類が，不一分な水洗により残渣物質としてボールベアリングやギアの内部にこびりつくと確実に回転不良の原因となる．使用後すぐに，内部の洗浄を行う必要がある[9,10]．

　筆者は切削器具使用後，歯科用ユニットに装着した状態で，バキューム併用下で空運転（フラッシング）を最低20秒間実施し，さらに10倍希釈した専用洗浄液のなかで稼働と停止を繰り返し，THPのヘッド内の洗浄を実施している（図14-1～6）．専用ディスペンサーと専用容器を使用すれば，簡単に

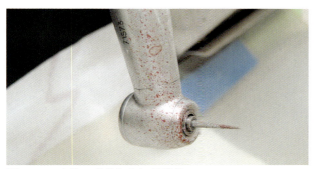

図14-1　血液の付着した切削器具．

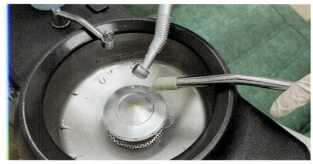

図14-2　使用後に20秒間のフラッシングを行う．

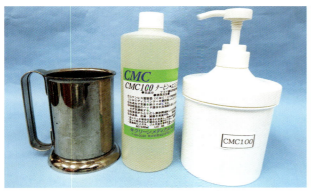

図14-3　THP，MMHP用の専用洗浄剤（タービン・エンジン専用洗浄剤）．

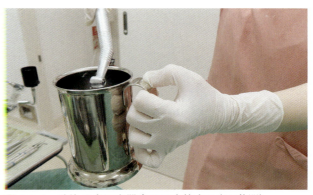

図14-4　洗浄は専用容器内にて実施する（20秒間）．

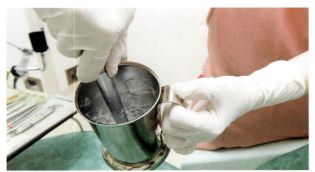

図14-5　発生する泡対策のため撹拌しながら洗浄する．

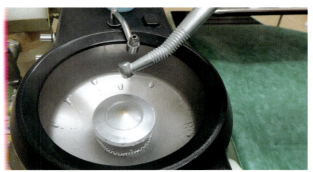

図14-6　再度フラッシングを行う．

Suggestion 14　切削器具とエックス線撮影機器への感染予防対策

システムが導入できる．

　専用洗浄液のなかでのヘッドの洗浄が完了したら，THP，MMHPを歯科用ユニットから外し，流水下で洗浄し，注油操作に入る（図14-7～10）．

　注油については高圧蒸気滅菌の際，その熱により切削器具のボールベアリングやギアにオイル切れを生じると，回転不良などのトラブルが発生する．それを防ぐためには十分量の注油を行ってから，高圧蒸気滅菌を実施する．用手注油時間は3秒間である．最近では，適量の注油が自動的に可能である切削器具用自動注油装置が販売されている．これにより，滅菌前の注油不足によるトラブルを最小限に抑えるよう努力している（図14-11～20）[11, 12]．

　さらに，滅菌後の切削器具を使用する直前に滅菌後専用のオイルを注入し，滅菌温度によるベアリングの油切れを防止している（図14-21～23）．

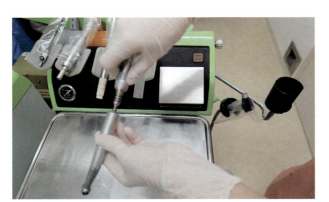

図14-7　ここではじめて器具を歯科用ユニットより離脱させる．

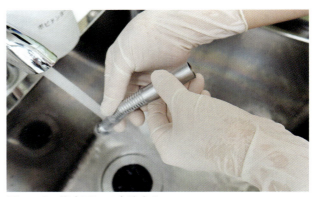

図14-8　流水下にて水洗する．

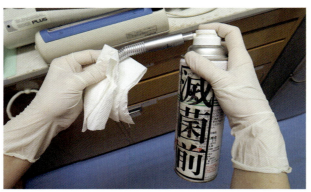

図14-9　滅菌前のオイル注入（切削器具用自動注油装置がない場合）．

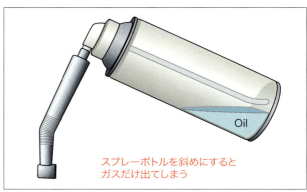

図14-10　オイル缶は倒しすぎるとオイルが出ないので注意．

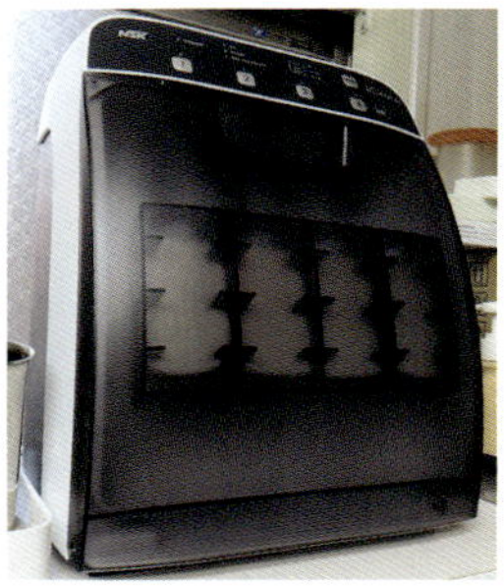

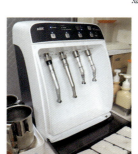

図14-11　切削器具用自動注油装置であるiCare［㈱ナカニシ］．

図14-12　切削器具を装着する．

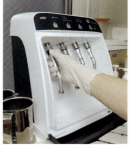

図14-13　注油後に離脱させる．

Chapter 6 切削器具類への洗浄・滅菌・乾燥とエックス線撮影機器の汚染予防対策および診療後のユニットの片付けと清拭・ラッピング

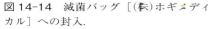
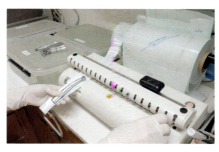
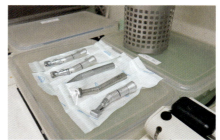

図14-14　滅菌バッグ［(株)ホギメディカル］への封入．
図14-15　1度に6本まで滅菌可能である．

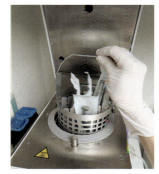
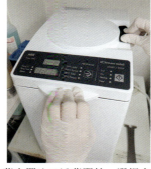
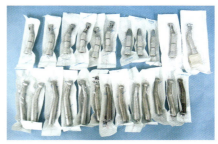

図14-16　切削器具専用滅菌器であるiClave mini［(株)ナカニシ］の専用カストにセットする．
図14-17　蓋を閉めて滅菌開始．選択するプログラムにより所要時間24〜40分間．
図14-18　すべての患者に対して滅菌切削器具で治療を行うために，ある程度の本数を確保しておく．

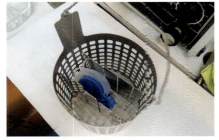
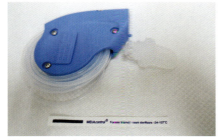
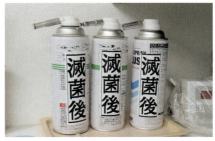

図14-19　中空管物用CI．
図14-20　滅菌を確認する．
図14-21　滅菌後に注入するオイル．

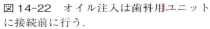
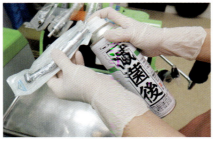
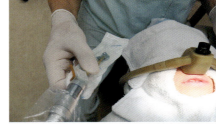

図14-22　オイル注入は歯科用ユニットに接続前に行う．
図14-23　使用前には滅菌バッグ内で注入したオイルを除去する．

　玉澤[13]は滅菌後にオイルの注入は必要ないとしているが，滅菌後にオイルを注入することを注意事項の1つにしているメーカーもあるため，一概には限定できない．注意すべき点はTHP内の部品に変形が生じるため，滅菌直後の高温状態での注油は禁忌である．

　また，滅菌後の注油は必要ないとするメーカーのTHPもあるが，筆者は以前，滅菌後注油せずに使用してトラブルを経験している．そのため，滅菌後の注油は欠かさない．もちろん使用するオイルは，

Suggestion 14　切削器具とエックス線撮影機器への感染予防対策

滅菌前専用と滅菌後専用とに分け，ノズルからの汚染を防止している．某企業に無菌オイルの製造を要請したが技術的に現在のオイル製造工場のグレードでは困難との回答であった．切削器具は，使用前には必ず滅菌バッグ内でオイルを排出し，患者の口腔内に排出せぬよう注意する（図14-24, 25）．きちんとオイルを滅菌バッグ内で排出すればコンポジットレジン充填やセメントの接着への影響は認められない．

つぎに滅菌時の温度について述べてみたい．切削器具の大半は，耐熱温度が135℃である．したがって，通常121℃，132℃，135℃で滅菌する重力置換方式の卓上型高圧蒸気滅菌器の場合，滅菌工程のみであればまったく問題はない．しかし，乾燥工程においては滅菌温度を大きく超えて200℃以上になるため，乾燥工程は実施してはならない[14]．もし一度でも乾燥工程の高温度に切削器具がさらされた場合，切削器具は簡単に破損する．

切削器具専用オートクレーブでは乾燥工程は削除あるいは135℃以上にはならないよう設定されており，安心して使用できる（図14-16参照）．もし滅菌後に自然乾燥をしても滅菌バッグ内が濡れている場合には，乾燥器で積極的に乾燥させてから保管する．

前述のように切削器具は高圧蒸気滅菌前に注油するため，滅菌時にオイルが外部に漏れることが多い．漏れ出したオイルがほかの医療器具に付着するのを防止するため，滅菌バッグにてパッキングを行う．これにより，たとえオイルが滅菌時に漏れても紙部分が吸い込み，外部に漏れるのを防いでくれる．

また，滅菌後の器具を無菌的に取り扱うにはパッキングなしの状態では難しい．切削器具を滅菌バッグに包装された状態で滅菌することが，滅菌後の取扱いによる汚染を防止する唯一の方法と考えている．

筆者は内部が確認できる紙セロファンタイプの滅菌バッグを購入し，使用している．この滅菌バッグの内部は3か月間無菌状態を保つことができるといわれているが，可能なかぎり早く使用したほうが良い（図14-14参照）．

切削器具の滅菌法としてガス滅菌をTHPやMMHPに実施している診療室もあると聞く．しかし，切削器具の内部は中空管が多く乾燥が困難であり，またバイオフィルムも形成しやすい構造である．これらを考慮すると，EOG（エチレンオキシドガス）などによるガス滅菌は好ましくない[15]．

また過酸化水素ガスプラズマ滅菌も被滅菌物の内部の乾燥が困難であることと切削器具に使用されているゴム系部品に影響を及ぼす可能性があるため，その使用は望ましくない．そのため切削器具の滅菌には高圧蒸気滅菌器の使用が適切である．

なお滅菌器ではない機器，たとえばオイル・UV（紫外線）殺菌灯・ホルマリンガスなどで，切削器具を処理するようなことは避けるべきである．高圧蒸気滅菌器のなかでも，自然排気タイプより真空ポンプタイプのほうが滅菌効果はより確実である．

しかし，事前の洗浄が確実に実施されるならば，自然排気タイプの滅菌器でもある程度の滅菌効果が

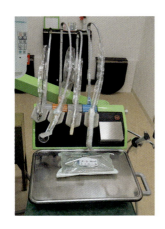
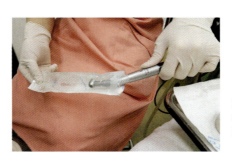

図14-24　フライングタッチシステム歯科用ユニット．
図14-25　患者に安心と信頼をもってもらうため眼前で滅菌バッグを除去する．

得られる[16]．ある専門家に中空部の多い切削器具の滅菌にクラスB仕様の高圧蒸気滅菌器に交換するまでの対策は何かないかと尋ねたところ「滅菌時間の延長」と回答された（なお切削器具用給水・給気については重要な1事項としてChapter 7・Suggestion 16・P112で詳しく解説する）．

近年，欧州の感染予防対策基準（EN13060）のクラスN，クラスS，クラスBの分類をもとに，クラスB高圧蒸気滅菌器が大きく宣伝されている．BSEの脅威にさらされている欧州におけるプリオン対策としては当然のことかもしれない．

しかし，わが国における高圧蒸気滅菌器の分類は医療用と理化学用の2種類でクラスN，クラスS，クラスBなどの分類は存在しない．とはいえ，日本の歯科診療室の滅菌器の約9割が重力置換方式のクラスNの現状においては，滅菌器を高品質の滅菌器へ交換するまでの切削器具への対応は滅菌前の洗浄と注油の徹底と滅菌時間の延長で乗り切るしかないと思う．そして，患者に使用するすべての切削器具の滅菌を現在所有している高圧蒸気滅菌器で実施することが先決である．

将来的には，吸引機能を有する高品質な高圧蒸気滅菌器に移行していくのが良い．クラスBの滅菌器でなければ滅菌の意味がないので現状では実施しないという考えには賛成できない．

THPやMMHPなどの切削器具の滅菌が完璧に実施されれば，つぎは使用されるダイヤモンドバーやカーバイト系のバーなども滅菌されねばならない．ダイヤモンドバーは錆の問題がないため，高圧蒸気滅菌器にて蓋付きのシリコーン製ケースに厳選したバーを，ワンセットずつ滅菌を実施する（図14-26）．

カーバイト系のバー類については，高圧蒸気滅菌器で対応するとバーのみならず，バーを植立したバースタンドの内部まで錆を発生させることになる．したがって，カーバイト系のバー類の滅菌は乾熱滅菌かガス滅菌にて対応する（図14-27）．ただし，過酸化水素ガスプラズマ系のガス滅菌は表面劣化の問題があり，カーバイト系のバーの滅菌には適さない[17]．

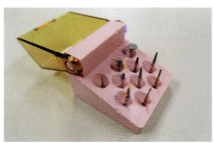 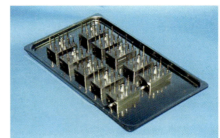

図14-26　ダイヤモンドバーもセットにして滅菌する．
図14-27　錆びやすいカーバイトバー類はメタルバースタンドにて乾熱滅菌する．

STEP 1→2→3

ステップ1
使用後スピットンにおいてバキュームを併用しながら20秒間空運転後，切削器具用専用洗浄液にて20秒間運転させる．流水下で水洗後，用手注油3秒間実施後，滅菌する．

ステップ2
ステップ1に加え，注油操作を自動注油装置にて行い，切削器具の本数を増やし患者ごとの滅菌を実施する．

ステップ3
ステップ2に加え，高圧蒸気滅菌器をプレバキュームタイプにし，すべての切削器具を滅菌バッグに封入してから滅菌を実施する．

エックス線撮影機器への感染予防対策

エックス線撮影機器への対応としては機械本体,インジケーター,エックス線フィルムがある.機械本体についてはスイッチ部分を含めた本体全体をマイクロスコープ同様にビニール袋で覆う(図14-28〜32)[18,19].スイッチ部分が本体から離れた位置にある場合はラッピングする.口腔内に装着するインジケーターは樹脂製のため薬液消毒にて実施する.

銀塩方式フィルムの現像の際の汚染拡散防止対策としては,はじめからバリアパケット付きフィルムを購入し,フィルムを除去し現像処理を行う.フィルムの角部分の硬い場所はディスポーザブル製の糊付きクッションが市販されているため本製品を使用している.それを使用することによりフィルムの角部分による痛みが軽減されるためインジケーターを深く咬むことができる(図14-33〜36).

デジタル系のイメージングプレートの対応については専用の袋状のディスポーザブルカバーが販売されている.極力,撮影時に患者の口腔内唾液でフィルムやイメージングプレートが汚染されぬよう注意する.詳細は成書を参考にされたい[20].

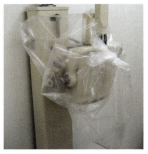
図14-28 エックス線機器本体のラッピング.

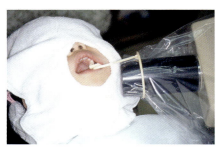
図14-29 指示コーンのラッピング.

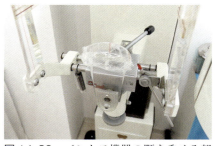
図14-30 パントモ機器の顎を乗せる部分もラッピング.

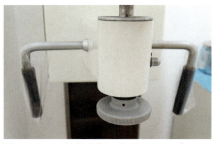
図14-31 患者が握る部分のラッピング.

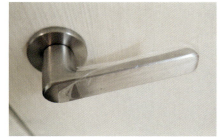
図14-32 エックス線室の扉のノブのラッピング.

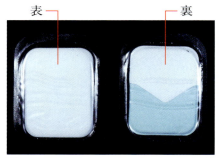
図14-33 バリアパケットフィルム仕様のデンタルフィルムであるDF-58C.

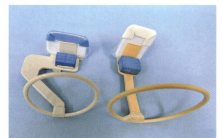
図14-34 バリアパケットフィルムとディスポクッションを消毒されたインジケーターに装着した状態.

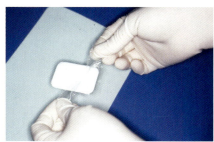
図14-35 撮影後のフィルムも無菌的取り出しを行う.

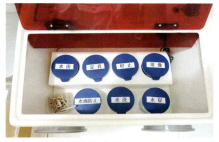
図14-36 銀塩方式デンタルフィルムの現像システム.

現像液・定着液の処理

銀塩方式のエックス線システムの場合の現像・定着液の処理についてであるが，医療廃棄物に認定されているため，適切に処理されなければならない．医療廃棄物の処理方法に従い専門業者に依頼する方法がもっとも簡便な方法である．

産業廃棄物管理票（マニフェスト）に処理業者の氏名，所在地などが記入され完了までの報告が実施される方法を採用している．マニフェストはＡ票からＥ票までの8枚つづりで，署名，捺印をして依頼する（図14-37, 38）．

手元には郵送されてきた処理済みの報告書が残り医療安全管理実施の事務上，安心である．

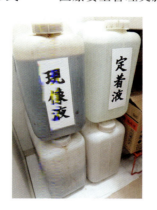
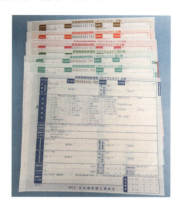

図14-37 現像液，定着液を収集し業者に依頼する．
図14-38 産業廃棄物管理票（マニフェスト）．

STEP 1→2→3

ステップ1
インジケーターを患者ごとに薬液消毒する．

ステップ2
ステップ1に加え，銀塩式の場合はバリアパケットフィルムを選択，イメージングプレートの場合はディスポーザブルカバーを装着する．

ステップ3
ステップ2に加え，照射部本体は全体的にビニール袋でラッピングして患者ごとに交換する．

＊キンバリー事件：1991年アメリカにおいて明らかになった，歯科医師が患者6名にHIVを感染させた事件．CDCは明言を避けたが，BBC放送は滅菌不十分なタービンハンドピースからの感染が有力であるとし，かなりショッキングな結論を番組で放送した．

参考文献

1. 池田正一．歯科医師がエイズ感染源に．日歯医師会誌 1991；44(9)：4-8.
2. 田口正博．当院における切削器具の安全で確実な滅菌方法．デンタルダイヤモンド，2014；39(13)：146-151.
3. 前田憲明ほか：BBC放送（イギリス）のハンドピース等報道．歯界展望．1993；82(69)：1420-1423.
4. Channel 2CBS Street Stories, Channel 7ABC Prime Times. 1992年5月21日放送．
5. 玉澤かほる．歯科用タービンハンドピースにおける汚染対策．日本歯科評論．1993；(604)：127-141.
6. 田口正博．院内感染予防の実際．東京：第一歯科出版．1993；61-67.
7. 山賀雅裕，桓生尚明，大渕百合香，和泉裕子，Jesme Huque，子田晃一，星野悦郎，岩久正明．エアータービンハンドピースの内部汚染に関する研究―細菌侵入を指標とした内部汚染防止機構の評価―．口腔保健誌．1995；38(2)：472-478.
8. 玉澤かほる，秋場裕子，堀内博．回転停止時に生じるタービン内部の汚染とその対策―5種類の対策の効果について．日歯保誌．1994；37(5)：1599-1609.
9. 田口正博．切削器具の滅菌．歯界展望．1995；85(3)：667-669.
10. 田口正博．切削器具用洗浄剤の開発．日歯保誌．1994；37(6)：1961-1965.
11. 田口正博．歯内療法における滅菌と消毒の実際．東京：第一歯科出版．1997；57-73.
12. 田口正博．チェアーサイドのインフェクションコントロールガイドブック．東京：デンタルダイヤモンド社．1999；34-35.
13. 玉澤かほる，玉澤佳純，島内英俊．タービンハンドピースのオートクレーブ処理における注油効果．医機学．2014；84(6)，621-628.
14. 田口正博．院内感染予防の実際．東京：第一歯科出版．1993；62.
15. Parker HH IV, Johnson RB. Effective of ethylene oxide for sterilization of dental handpieces. J Dent. 1995；23(2)：113-115.
16. Andersen HK, Fiehn NE, Larsen T. Effective of steam sterilization inside the turbine chambers of dental turbines. Oral Surg Oral Med Oral Pathol Oral Radiol Endod. 1999；87(2)：184-188.
17. 戸川紀子，加藤一誠，金谷貢，小林正義．洗浄滅菌処理による歯科用バーの表面劣化．医器学．2005；75(7)：375-380.
18. CDC. Guideline for Infection Control in Dental Health-Care Settings-2003. 2003；MMWR52：41：14-16.
19. 田口正博．X線撮影時の感染予防．デンタルハイジーン．2005；25(5)：477-480.
20. 佐野司．画像診断における感染対策．エビデンスに基づく一般歯科診療における院内感染対策実践マニュアル改訂版．日本歯科医学会(監修)．京都：永末書店．2015．

Suggestion 15 診療後のユニットの片付けと清拭とラッピング対策

診療後のユニットの片付け

ユニット上の使用済器具の片付けは受傷に注意しながら実施する．キャップ，ゴーグル，グローブ，マスクを装着した状況で感染性廃棄物を最初に除去し，その後タオル類を処理し，最後に滅菌室にて処理する器具を，注意深く滅菌室にて振り分ける．可能なかぎり患者とすれ違うことがないように配慮する[1]（図15-1～3）．

滅菌室における器具の振り分けは，その後の洗浄，消毒，滅菌処理を実施するうえで重要な作業である．多数のステンレス製網籠を用意し，通常の高圧蒸気滅菌用，切削器具滅菌用，薬液消毒用，ガス滅菌用，熱水消毒用に分類する（図15-4）．さらに，ほかの器具類と接触すると傷が付きやすい口腔内撮影用ミラーなどの振り分けも実施する．

いずれの器具においても滅菌前に洗浄を十分に実施する．分別された網籠ごとにウォッシャーディスインフェクターなどの自動洗浄機にセットし洗浄する．洗浄後の器具の乾燥については前述のとおり重要な作業のため優れた乾燥機能付きの自動洗浄器を採用したほうが良い．もし，乾燥機能がない場合には家庭用食器乾燥機の採用が便利である．とくに冬期のタオルによる乾燥のみでは困難をともなうのは必定である．

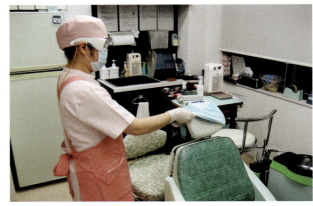

図15-1　ヘッドカバーの除去．

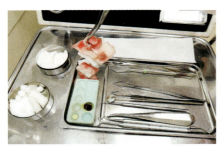

図15-2　施術後の感染性廃棄物．

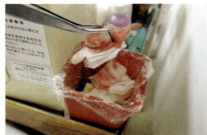

図15-3　感染性廃棄物容器に集積．

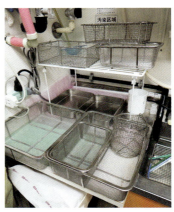

図15-4　滅菌室の振り分けコーナー．

診療後のラッピングの除去と清拭

器具の片づけが終了後，つぎにユニットに装着されているラッピング類の除去を行う[2]（図15-5～7）．その後，薬液にてユニットの清拭を実施し，新しいラッピングを装着する．

清拭する薬剤などについては多種多様な方法がある清掃行為の清浄度の効果は高い[3] 既製のウエットペーパークロス（Chapter 7・Suggestion 17・P119参照）による清拭やディスペンサーよりペーパータオルに製剤を吹き付ける清拭がある．使用される製剤としてはアルコール製剤が多く筆者はCAE・

BAC含有エタノール液を侈用している．大量の血液が付着している場合にはアルコール製剤による清拭はタンパク質を凝固させるため不適当といわれているが，歯科医療の場合には目にみえるほどの血液が付着する頻度は低い．もし手術時に血液で床や歯科用ユニットが汚染されたら次亜塩素酸系の薬剤で処理することが望ましい．最近，次亜塩素酸ナトリウムの短所を改善したペルオキソ硫酸水素カリウムを主成分とした製品であるルビスタ®が販売されている（図15-8〜15）[4]．

筆者も使用してみたが，使用するペーパータオルが丈夫でないとすぐボロボロになることとターンテーブルなどのステンレス製の箇所を清拭すると，清拭後，白濁して拭き残しのようにみえるのが短所である．

しかし塩素系であるため清拭剤としての薬効は最適であり，塩素臭の減弱や錆の発生もないとしているが，歯科用ユニットの表面の清拭に使用するには，今後，長期的に使用し変化がないかを確かめる必要がある．調整した薬剤の使用期限は1週間である．

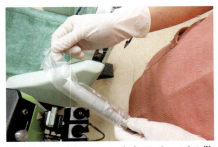
図15-5 バキュームよりスリーブの除去．

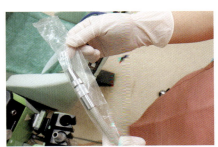
図15-6 エジェクターよりスリーブの除去．

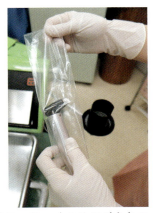
図15-7 スリーウェイシリンジよりスリーブの除去．

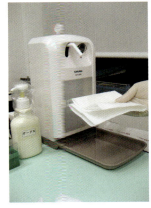
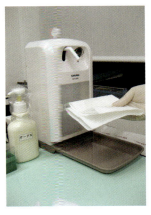
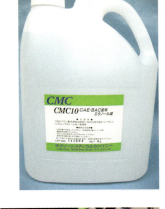

図15-8 ペーパータオルにアルコール製剤をノータッチディスペンサーで吹き付ける．
図15-9 CAE・BAC含有エタノール液．

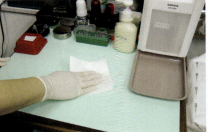
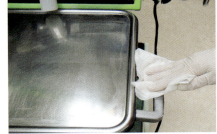

図15-10 ワゴン天板の清拭．
図15-11 ターンテーブルハンドルの清拭．

Suggestion 15　診療後のユニットの片付けと清拭とラッピング対策

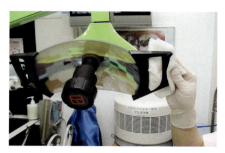
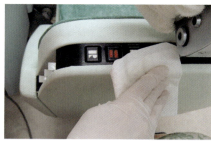

12 | 13

図15-12　ライトの清拭.
図15-13　歯科用ユニットスイッチ類の清拭.

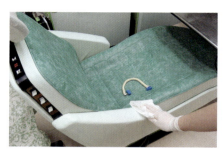
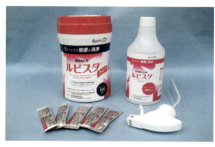

14 | 15

図15-14　ユニット肘かけの清拭.
図15-15　明らかな血液付着部位の清拭に使用するルビスタ®.

診療室・診療器具のラッピング

　ラッピング材の種類としてはラップ状，ホース状，テープ状の3種類を，使用する箇所により適宜選別して使用する．

　通常のラップはライトハンドル，ターンテーブルハンドル，ユニットスイッチ類や各種器具類のパネル面の部分に使用する．筆者は飲食店でよく使用される粘着性のある大型のラップを診療用ワゴンに設置して使用している（図15-16～23）．家庭用ラップよりも安価で本体が安定しているためカットしやすく便利である．

　スリーウェイシリンジ本体や，管状の切削器具，バキューム，エジェクターなどのホース類や電動歯ブラシ，電動注射器は取り外して滅菌処理ができないため，ホース状のビニール袋を準備してカバーする．各種の器具類の太さ，長さに合わせて事前にビニールホースをカットし準備しておくと便利である（図15-24～31）．

　通常のラップ材では外れやすい箇所へのラッピング方法として粘着性はあるが，粘着力の弱い養生テープを使用している（図15-32，33）．販売され

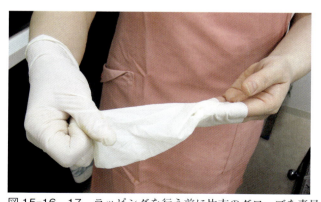
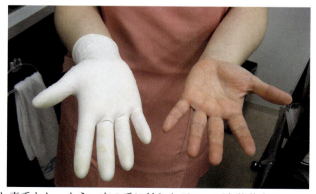

図15-16，17　ラッピングを行う前に片方のグローブを素早く外し素手とし，もう一方の手に外したグローブを装着する．

16 | 17

ている専用のテープより安価である．マイクロスコープやエックス線の機器も複雑な構造を呈し可動範囲が広いため，全体をビニール袋で緩く覆い，使用ごとに交換している．

エックス線の操作パネルは全体をラップで覆う．

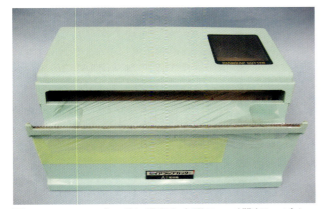

図15-18　ラッピングに便利な大型ラップ器（ラップカッター）．

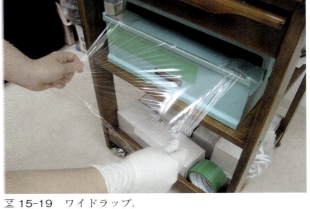

図15-19　ワイドラップ．

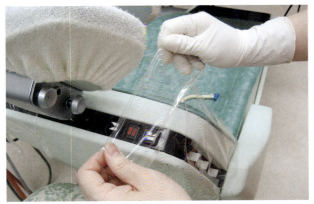

図15-20　スイッチ類を1度にラッピング．

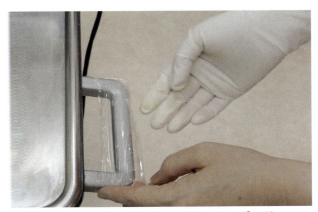

図15-21　ターンテーブルのハンドルのラッピング．

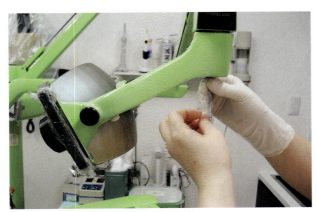

図15-22　ライトスイッチのラッピング．

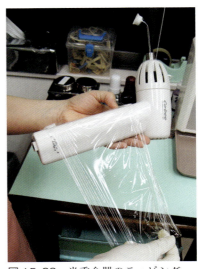

図15-23　光重合器のラッピング．

Suggestion 15　診療後のユニットの片付けと清拭とラッピング対策

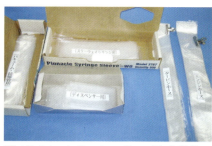

図15-24　クリーンスリーブを各器具の大きさに合わせカットし準備する．

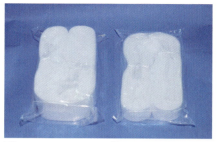

図15-25　スリーブ状のラップ材であるクリーンスリーブ．

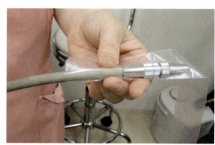

図15-26　エジェクターのラッピング．

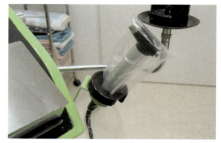

図15-27　スリーウェイシリンジのラッピング．

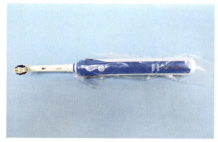

図15-28　電動歯ブラシのラッピング．

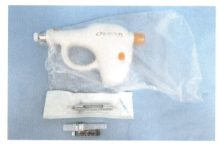

図15-29　電動注射器へのラッピング．

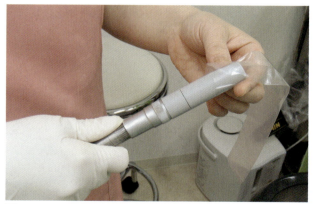

図15-30　バキュームホースのラッピング．

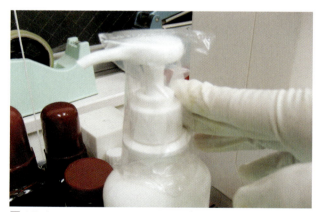

図15-31　ディスペンサーのラッピング．

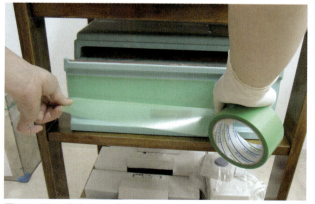

図15-32　養生テープのカット．

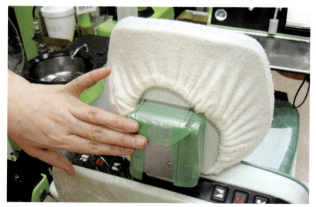

図15-33　ラップが落ちやすい箇所は粘着性のある材料でテーピングしておく．

キーボードのラッピング

パソコンのキーボードやタブレット類の画面は頻繁に触れるため汚染度は高いと推定できる．医療行為が完全に終了したのちに，装着しているグローブを外し，手指消毒を実施してからキーボードに触れるならば問題はない．

しかし医療行為の途中でキーボードやタブレットに触れると手指や機器に汚染され，その手指で医療行為を続行することは禁忌である．さらに機器の構造上キーボードの清拭に難しいため，前の患者の汚れを残したまま機器に触れるとつぎの患者に水平感染を発生させる可能性がある．

そこでキーボードのラッピング方法としてはビニール袋をカットし，セロハンテープで上端の2か所を固定する．マウスは底部分以外を全体的にラップするが，底部のセンサーに影響を与えないラッピング方法はセンサー上部の手指が触れる部分のみ被せると良い（図15-34）．またタブレットは全体的にラッピングするか，透明なビニール袋にて対応すれば良い．なお汚れたラッピング材は感染性廃棄物として処理をする．当医院ではグローブと一緒に滅菌し，処理業者に出している．

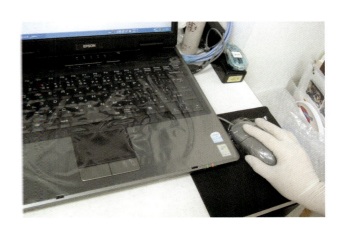

図15-34　PCもマウスもラッピングする．

STEP 1→2→3

ステップ1
患者ごとにユニットの清拭を徹底する．

ステップ2
ステップ1に加え，診療中に触れると思われるところにラップやビニールホースを付けて患者ごとに交換する．

ステップ3
ステップ2に加え，歯科用ユニット以外のエックス線やマイクロスコープなどの大型機器全体をビニール袋で覆う．使用後に穴が開いていなければ，裏返してゴミ袋として再利用する．

参考文献

1. 田口正博．歯科医療における院内感染予防への第一歩—できるところから始めよう—．東京：クインテッセンス出版，2015；1-44．
2. 田口正博．歯科医療における院内感染予防への第一歩—できるところから始めよう—．東京：クインテッセンス出版，2015；1-85．
3. 野口 進，渡辺朱理，佐藤法仁（著），泉福英信（編著）．Ⅳ．環境への対策．患者が求める「医療安全」「院内感染」対策．東京：ヒョーロン・パブリッシャーズ，2014；94-103．
4. 大津純子，高木 湊，黒田裕子，前澤佳代子，松元一明，堀 誠治．複合型塩素系除菌・洗浄用製剤の安定性と色調の変化．環境感染．2014；29(6)：411-415．

Chapter6のまとめ

ステップ1

切削器具

- 空運転（バキューム併用）・20秒間
  → 20秒間専用洗浄剤中にて作動
  → 水洗（流水下にて）
  → 用手注油（3秒）→ 滅菌
  （滅菌工程のみ乾燥工程なし
  　121℃・132℃・135℃）

清拭

- 患者ごとのユニット清拭
- ペーパータオル+薬剤（アルコール製剤）

ステップ2

切削器具

- 注油（自動注油装置）
  → 患者ごとに滅菌
  　（本数を増）

ラッピング

- 大型ラップ
- ラップ・ビニールホースの交換（患者ごと）
- 3種類
  ラップ状・ホース状・テープ状を準備

ラッピング

ホース状ビニール
- スリーウェイシリンジ
- 管状の切削器具
- バキューム
- エジェクター

大型ラップ
- ライトハンドル
- ターンテーブルハンドル
- ユニットスイッチ類
- 各種パネル面
- 光照射器

ビニール+テープ
- パソコン・キーボード

ラップ
- マウス

養生テープ
- ヘッドレストスイッチ

ステップ3

切削器具

- 高圧蒸気滅菌器をプレバキュームタイプに変更
  → すべての切削器具をバッグに封入 → 滅菌

ラッピング

- 大型機器全体のラッピング
  マイクロスコープ（Chapter 4・Suggestion 8・図8-19参照）・エックス線

片付け

- 自動洗浄器（乾燥機能付き）
- 器具のふり分け（滅菌室）
  高圧蒸気滅菌用, 切削器具滅菌用,
  薬液消毒用, ガス滅菌用
  熱水消毒用
- 各種サイズのステンレスカゴを用意

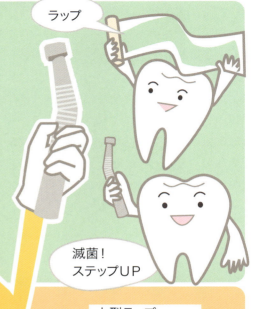

ラップ

滅菌！
ステップUP

Chapter 7

歯科医院の医療安全管理

— 安全・安心に基づいたスタッフ・患者・社会への責任 —

Suggestion 16 歯科医院の給水系・給気系への対策

給水対策

給水関係については水圧の弱い地域や3階以上の高さのビルでは加圧モーター付きの給水タンクが常備されている．このような設備の場合，加圧モーターにひとたび故障が起こる，あるいは停電が起こると水圧は給水タンクで開放されるため断水となってしまう．

その結果，診療のみならずトイレも使用ができなくなる．そのような状況を防止するために，給水タンクに接続されている給水管とは別の給水タンクを介さない直接配管を設置し，モーターなどの故障時にはこの回路を開放し，故障時や停電時の給水を補う対策を採っている（図16-1）．

もちろん水道管自体の水圧のみの対応となるため水圧は低くなるが，断水よりはましである．建設業者には設計段階で，本配管設置の指示を忘れないことが重要である（Chapter 1・Suggestion 1・P15 参照）．

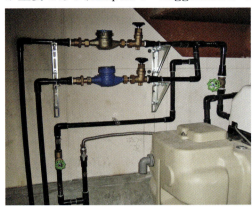

図16-1 受水槽の加圧モーターとは別に配管の設置．

歯科用ユニット内の水

歯科用ユニット内の給水系の汚れについては予想以上である．日本では諸外国に比較して，きれいな水道水が提供されている．しかし，滅菌された切削器具から排出される水のグレードとしては物足りない．下顎埋伏歯抜去や歯根端切除手術時には粘膜を大きく切り開き，歯や骨を切削するため可能なかぎり無菌に近い状態を維持しなければならない．

過日の新聞報道の指摘のように[1]，歯科用ユニット内の水の状況は悪く，何も対応をしなければ水道管直結で歯科用ユニット内の塩化ビニール製チューブに塩素が吸着され，水道水は経時的に雑菌で汚染されていく．その汚染された水が切削器具の先端から高圧で排出されれば，術後に腫れるのは当然である．

筆者は以前，外科医から埋伏智歯抜歯ぐらいの侵襲で腫れるのは問題があると指摘され，歯科医療における腫れや疼痛の原因の多くは感染から惹起するものと考え，その後，歯科医療における感染対策に取り組んだ．

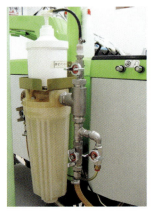

図16-2 給水用フィルター．

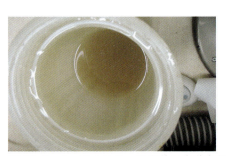

図16-3，4 フィルター通過前の水道水と汚染の度合の確認．

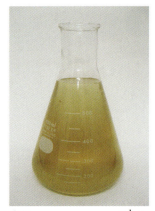

高性能の中空糸膜フィルターを歯科用ユニットの給水される箇所に取り付け対応したところ診療後の疼痛,腫れは激減した(図16-2～4)[2].その後,通過する水道水を浄化するのみでなく,使用することによる配管内の逆汚染対策として配管内を消毒する装置を開発し特許を取得した(図16-5～8).これにより,スピットンやTHP,MMHP,スリーウェイシリンジの給水ラインの薬液消毒が可能になった.

筆者の診療室の全ユニットに装着され有効に稼働している(図16-9).使用後10年経過したのちにフィルターの浄化能力を検討したがまったくフィルターの劣化は認められなかった[3].

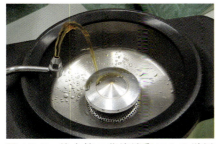

図16-5 給水管の薬液消毒による逆汚染対策.

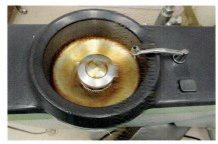

図16-6 スピットンの薬液消毒.

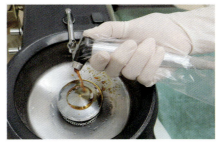

図16-7 スリーウェイシリンジ配管の薬液消毒.

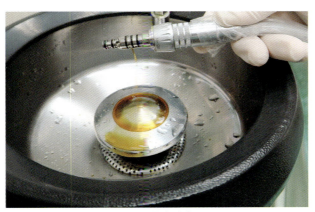

図16-8 切削器具ラインの薬液消毒.

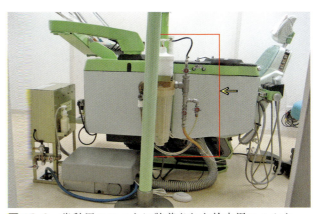

図16-9 歯科用ユニットに装着された給水用フィルター(矢印).

酸性水は実用的か

近年,微酸性電解水を歯科用ユニットの水回路に注ぎ汚染対策を図った報告があるが[4],実験をするために耐薬品性チューブへの交換,ステンレス製継手部,ステンレス製電磁弁を特注しており,既存の歯科用ユニットには微酸性電解水は使用できない.超酸性水を従来型の歯科用ユニットに流し,トラブルが発生した報告がある[5].酸性水に耐えられる部材で歯科用ユニットが組み立てられれば有効的な方法ではある.しかし,水回路のすべての部材がステンレス製の歯科用ユニットは現実化するのだろうか.

内視鏡製造会社のパンフレットにも,「酸性薬液は避けてください.pHが中性でない薬液はわずかな量でも残留していると内視鏡材料の腐食を引き起こす恐れがあります」と記載されている[6].

すでに中空糸膜フィルターが装着された歯科用ユニットが販売されており,定期的にフィルターの交換を確実に実施することのほうが重要である.

コンプレッサーなどの給気系対策

コンプレッサーについては1台設置体制ではなく2台設置でのバックアップ体制を確立することが望ましい.

電気系統は時折故障することがあり, またコンプレッサー自体が故障することもある. そのとき1台体制だと仕事に支障をきたすため複数のコンプレッサーの配管にバイパスを設け, 1台が故障しても別のコンプレッサーからのエアーが供給可能なようにしている. 設備関係者に事前に指示することが重要である(Chapter 1・Suggestion 1・P15 参照).

歯科用ユニットで使用される器具のうちスリーウェイシリンジをはじめ, THP の稼働や, MMHP から排出する水をスプレー状にするためにはエアーが必要である. そのエアーを供給するコンプレッサーの給気システム系が汚れていては末端部の切削器具などを滅菌する意義が減弱してしまう.

前述の給水系システムの汚れと同様である. エアーの質についてはあまり言及されてはいないが,「無菌操作法による無菌医薬品の製造に関する指針(改訂)」[7]が発行され, そのなかで「通例, 選定されるガス濾過滅菌フィルターは孔径 0.2μm／0.22μm以下のものである」と記されている.

通常コンプレッサーが設置されている場所は機械室である. まずその機械室内にセントラルバキュームシステム(図 16-10, 11)の排気が直接室内に排出されていないだろうか. もし排出されていた場合, 直ちに機械室から屋外に排出させる(図 16-12)[8].

なぜなら屋外に排出させずにコンプレッサーを同じ部屋で稼働させていた場合, 患者の口腔内から吸引したエアーを使用して機械室のコンプレッサーがエアーをつくり別の患者の口腔内に給気していることになるからである. これは医療環境としても, 一般的な室内環境としても, 不衛生なものである.

さらに筆者は機械室に高性能の空気清浄器とエアーコンディショナーを設置し, 常時稼働させている. また, コンプレッサーはオイルフリータイプの機種(図 16-13〜15)を選択し, 必ずオートドレーン(図 16-16)を設置し内部で発生した水分を除去する. そして, 高性能のフィルターを配管に複数台設置している(図 16-17).

さらに通過したエアーを大型ドライヤーにて乾燥してから各診療室に配分している(図 16-18〜20). 配分されたエアーは歯科用ユニットに入る直前にさらに濾過性能の優れたフィルターに通過させている(図 16-21, 22)[9].

したがって滅菌された切削器具やスリーウェイシリンジから排出されるエアーはかぎりなく清潔であり, 水分や油分も含まれていないため口腔内の乾燥や歯の接着の際にも困らない.

給水配管内と同様にエアー配管内への逆汚染対策で特許を取得している. 給水系と同様に給気系にもフィルターが装着された歯科用ユニットが販売されている.

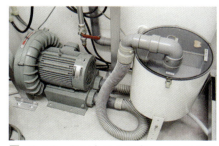

図 16-10 セントラルバキュームシステム.

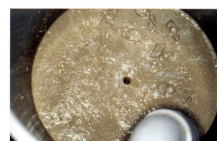

図 16-11 分離器内のヘドロ.

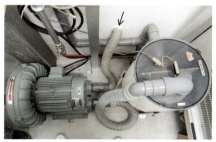

図 16-12 口腔内から吸引したエアーは外部に排出(矢印).

歯科医院の医療安全管理　Chapter 7

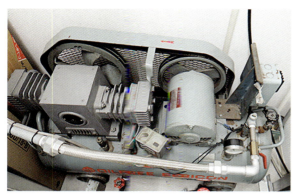

図16-13　レシプロ型オイルフリーコンプレッサー1号機.

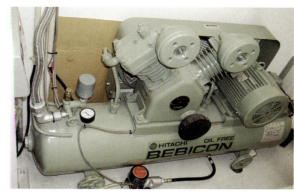

図16-14　バックアップ用レシプロ型オイルフリーコンプレッサー2号機.

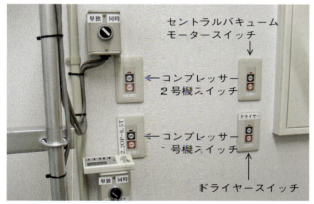

図16-15　1号機と2号機を毎日交互に使用し維持する.

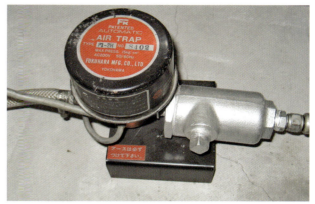

図16-16　オートドレーンの設置.

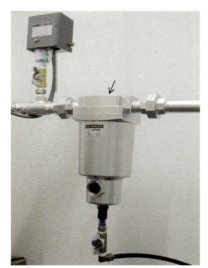

図16-17　エアーフィルター1号機(矢印).

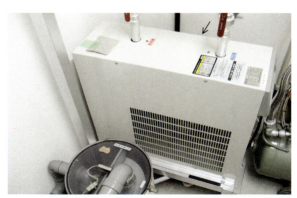

図16-18　エアードライヤー(矢印)にて発生した水分の除去.

これらの各種のフィルターが歯科用ユニットに装着されていなければ，タービン付きで対応する以外にはない　あるいはインプラント用の機器で対応することも一方法である．

115

Suggestion 16　歯科医院の給水系・給気系への対策

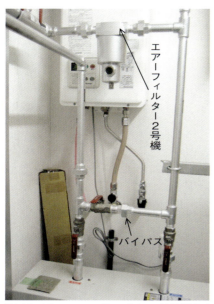

図16-19　エアードライヤーが故障した場合の切り替え用バイパスとドライヤーを通過したエアーのエアーフィルター2号機.

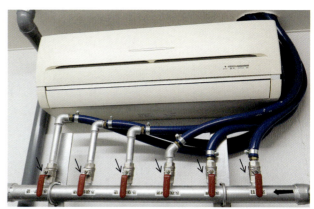

図16-20　各診療室，滅菌室，技工室への分割した給気用配管（矢印）.

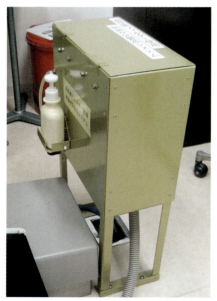

図16-21　各歯科用ユニットに装着したマイクロエアーフィルターシステム.

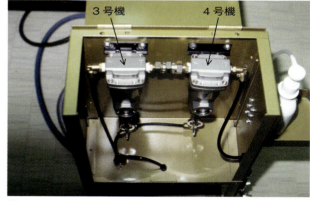

図16-22　エアーフィルター3号機，4号機により清潔なエアーが歯科用ユニットに供給される.

診療室内の空気清浄・排気対策

　切削器具を使用すると大量のエアロゾルが発生する．これを防止するために口腔外バキュームあるいは天井型強力換気扇にて診療室内から排出する（Chapter 1・Suggestion 1・図1-15参照）．もう1つ忘れてはならない箇所はTHPを使用すると余剰のエアーが発生し，そのエアーがバックエアーとして歯科用ユニット内にどのように排出されているかを知っておく必要がある．

もし歯科用ユニットの機械設置場所近辺に排出されていた場合，明らかに診療室内のエアロゾルを助長させることになる．対応策として筆者は排管内に排出させている．そして重要なことはエアロゾルを発生させる場合には，診療室内を陰圧に保ち，診療室内から外に漏れぬようにしている．そして診療室内には高性能の空気清浄器を設置し常時浄化する．

最近，家庭用の空気清浄器も各種機能を備えた機種を取り揃えているので歯科用ユニット1台ごとに1台設置すれば十分である．筆者は各個室にHEPAフィルターを備えた空気清浄器を設置して対応している（図16-23）．

以前，パーティクルカウンターで調べたところ頭髪や衣服からの塵埃数に予想以上に多かった．診療室内の汚れとしては，義歯や暫間被覆冠を調整する際に発生するレジン粉塵もある．口腔外バキュームがあれば吸引するのに便利である．設置されてない場合にはビニール袋やボックスなどで対応するべきである（Chapter 5・Suggestion 13・図 13-43，44 参照）．

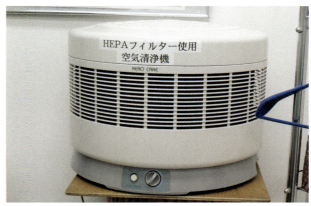

図 16-23　各診療室に設置してある高性能 HEPA フィルター使用空気清浄機.

STEP 1→2→3

ステップ1
ユニットに水フィルターを取り付ける．

ステップ2
ステップ1に加え，エアーフィルターを取り付け，バキュームで吸引したエアーは機械室外の屋外に排出する．

ステップ3
給水，給気ラインに薬液による逆汚染対策を行う．

参考文献

1. 読売新聞（夕刊），機器に滞留し増殖——寸策不十分．2015年8月27日．
2. 田口正博．院内感染予防の実際．東京：第一歯科出版．1993；125-132．
3. 田口正博．歯科用ユニットに装着した逆汚染対策機能付き給水系フィルターの長期使用後における微生物除去効果．日歯内誌．2005；26(2)：129-134．
4. 小澤寿子，中野雅子，池野正典，高辻豊由子．微酸性電解水を使用した歯科用ユニット水回路の汚染対策．環境感染．2015；30(6)：379-384．
5. 柏田聡明ほか．歯科医院における超純水の臨床応用の可能性を探る(2)．歯界展望．1995；85：395-404．
6. システムガイド内視鏡下手術．システムに関する取扱説明書．2013：OLYMPUS．56．
7. 厚生労働省医薬品食品局監視指導・麻薬対策課．「無菌操作法による無菌医薬品の製造に関する指針」の改訂について．平成23年4月20日事務連絡．
8. 田口正博．院内感染予防の実際．東京：第一歯科出版．1993；122-124．
9. 田口正博．院内感染予防の実際．東京：第一歯科出版．1993；133-137．

Suggestion 17 待合室・受付の清拭と診療室内の清掃対策

診療開始前の待合室と受付の清拭

待合室は不特定多数の人々が最初に集まる場所のため，いくら清潔にしてもしきれない場所である．したがって，清潔な状態を維持するための方法は，もっとも容易に行え，除菌効果に優れ，丈夫な拭布を用いて広範囲に実施できる方法を採用するべきである．

そこで筆者は薬剤には両性界面活性剤を浸漬させた高圧蒸気滅菌可能な拭布や既製のハンガータイプのパックシステムを用いて診療を始める前の朝一番に待合室のみならず，その付属のトイレのドアノブ，棚，手すり，さらに受付カウンターのすべてを清拭している（図17-1〜8）．

パックシステムは丈夫な不織布にポリヘキサメチレンビグアニドなどの5種類の薬剤が配合されてお

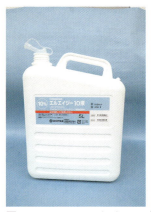
図17-1 エルエイジー10液（両性界面活性剤）．

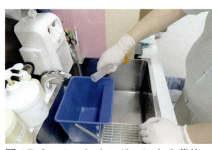
図17-2 メスシリンダーによる薬液の計量後，目盛り付きバケツに薬液の投入．

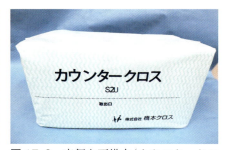
図17-3 安価な不織布（カウンタークロス）．

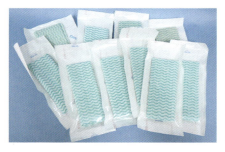

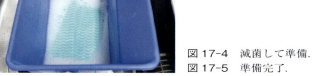

図17-4 滅菌して準備．
図17-5 準備完了．

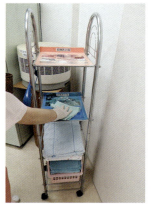
図17-6 診療室内の備品の清拭．

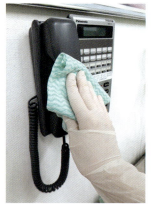
図17-7 電話機の清拭．

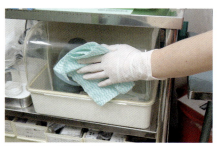
図17-8 容器の清拭．

歯科医院の医療安全管理　Chapter 7

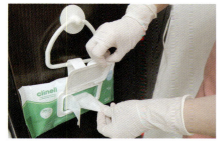

図17-9　薬液の染み込んだ既製のウェットクロス.

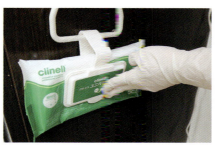

図17-10　使用ごとに蓋を閉めて乾燥の防止.

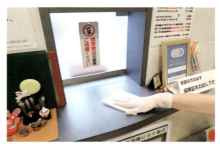

図17-11　受付カウンターの清拭.

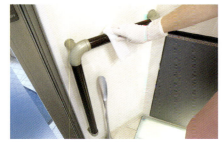

図17-12　手すりの清拭.

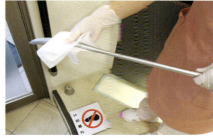

図17-13　靴ベラの清拭.

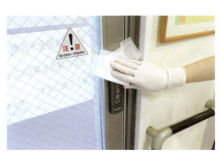

図17-14　自動扉スイッチの清拭.

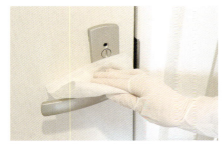

図17-15　ドアノブの清拭.

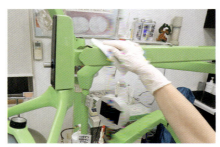

図17-16　ユニットアームの清拭.

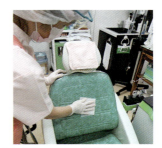

図17-17　ユニット背面の清拭.

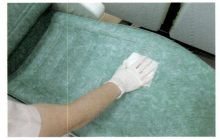

図17-18　ユニット座面の清拭.

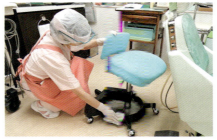

図17-19　ドクターチェアの清拭.

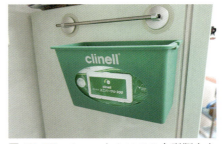

図17-20　ウェットクロスの大型版もある.

り，ノロウイルス，HBV，HCV，HIV，MRSA，VREなどの除菌が可能なウェットタオルが最近販売されている．壁に取り付ける大型タイプもある（図17-9～20）．

最初に掃除機を使用しない

術中に床や壁に触れることはない．したがって，診療室内の清掃については床や壁を高水準消毒薬などで処理する必要はない[1]．手術室内の清潔度の目安の1つに塵埃数が用いられている．通常の医療機

関では不在中の夜間に空中塵埃が床に積もり，開院時の朝には床一面に塵埃が敷き詰められた状態を呈している．

そのような状況下で最初に掃除機を使用すると床に積もった塵埃の大半を掃除機の排気により舞い上げ，診療室内を一気に塵埃で満たす結果となる．これを防止するには掃除機を使用する前に，最初にモップを用いて床に積もった塵埃を拭き取り，除去してから掃除機を使用する方法を採用するべきである．

ドライモップとスポンジモップ

使用するドライモップは吸着性の優れた特殊加工のモップで床を清拭する（図17-21〜23）．ウェットタイプを最初に使用すると塵埃と水分が混ざり合い床材料の目路部分に詰まり，床が汚くなる原因となる．

ドライモップの交換頻度については使用ごとに交換する．ドライモップの布はホルダーより脱離し，洗濯を実施する．その結果，ディスポーザブルモップよりもランニングコストを抑えることが可能となる．そして，洗濯する前にはモップ清掃面に付着した汚れをガムテープなどであらかじめ除去しておくと洗濯後の表面がきれいである（図17-24）．

歯冠形成処置が多かった日の診療後に掃除機をかけた後でも，明朝のモップ清掃面の汚れ具合は，ほかの日とは明らかに異なる．それは室内に滞っていた大量の空中塵埃がすべて床に落下しているからである．ドライモップを複数枚数準備しておけば毎日交換することができ，きれいな状態のドライモップでの清掃が可能となる．

掃除機については購入する際には，吸引力のみならず，使用されているフィルターの性能に注意してほしい．目の粗いフィルターを装着している掃除機を使用すれば掃除をしているのか排気で塵埃を撒き散らしているのかわからない．歯科診療室は歯や各種材料を切削するという環境にあり，特殊なエアロゾルが発生する．したがって，塵埃の除去を目標とした診療室の清掃が不可欠である．口腔外バキュームを使用してもすべてを吸引することはできないため，掃除の必要性はある．

当医院では塵埃を嫌う半導体工場で使用されているULPAフィルター搭載のフィルタリング能力の優れた掃除機を採用している（図17-25）．

加えて，2週間に1回は床用洗浄除菌クリーナーをスポンジモップなどに付けて，拭き掃除を実施している[2]．スポンジモップはウェットタイプのため滅菌

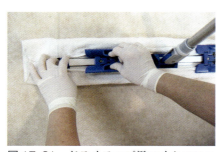

図17-21 ドライモップ用マイクロファイバー（ホスピタルクロス）の装着．

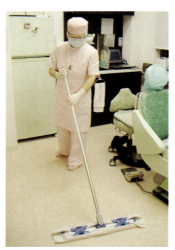

図17-22 ドライモップの実施．

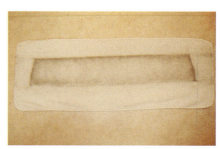

図17-23 清掃後のマイクロファイバーモップ面．

歯科医院の医療安全管理　Chapter 7

を必要とする．そのままだと耐性菌が繁殖し，次回の床掃除時には耐性菌を塗り付けることになる[3,4]．

筆者は高圧蒸気滅菌の可能なスポンジモップを利用している（図17-26〜30）[5]．床からの感染の可能性は少ないが，床の清掃を怠ると少しずつ人の移動部分のみが黒くなり，見た目が悪くなる．床をきれいに清掃しておくと診療室内も明るく保つことができる．

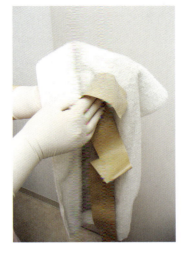
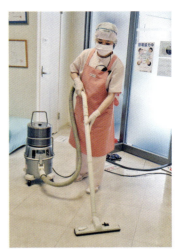

図17-24　ガムテープによるゴミの除去後，洗濯の実施．
図17-25　ドライモップと掃除機の使用．

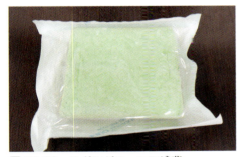
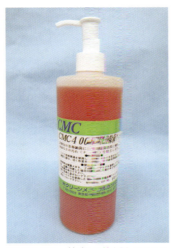
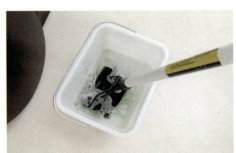

図17-26　スポンジモップの滅菌．
図17-27　筆者が使用している床用洗浄除菌クリーナー．
図17-28　薬液に浸漬．

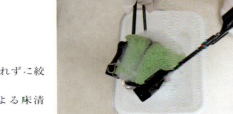
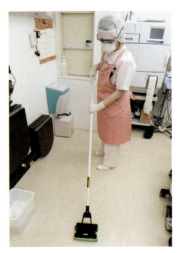

図17-29　スポンジモップに触れずに絞る．
図17-30　スポンジモップによる床清掃．

バキューム，シンクの清掃と塵埃対策

1日の終わりにはパイプクリーナーをバキュームとエジェクターに吸引させ，さらにスピットン・シンクにも流している（図17-31〜37）．床は前述のとおりドライモップと掃除機での対応を行う．翌日が休診の場合にはユニット全体に布をかけて塵埃対策を行っている（図17-38〜40）．

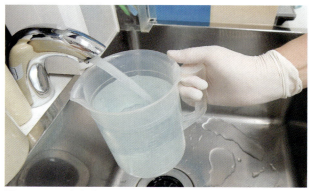

図17-31 診療後，パイプクリーナーを10倍に希釈して準備．

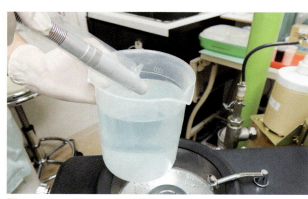

図17-32 バキュームの吸引．

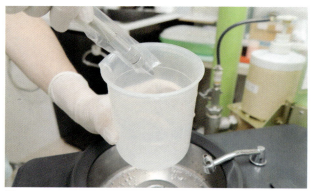

図17-33 エジェクターの吸引．

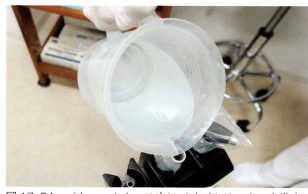

図17-34 バキュームホース内にパイプクリーナーを満たす．

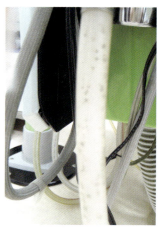

図17-35 汚れたバキュームホース．

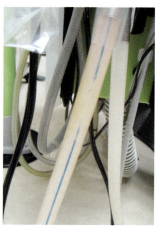

図17-36 きれいになったバキュームホース．

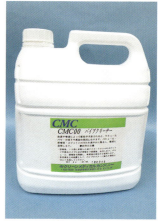

図17-37 筆者が使用しているパイプクリーナー．

歯科医院の医療安全管理 Chapter 7

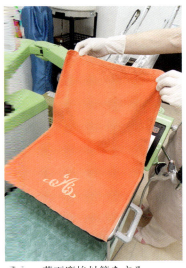

図17-38　最後にカバーをし, 落下塵埃対策をする.

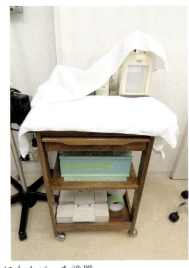

図17-39　ワゴンの上にもカバーを設置.

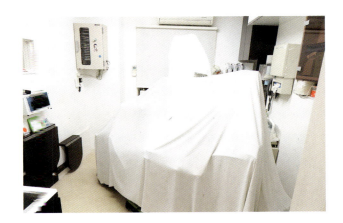

図17-40　休日の前は歯科用ユニット全体をカバーで被覆する.

参考文献

1. 小林寛伊, 吉倉 廣, 荒川宜親（編）. エビデンスに基づいた感染制御. 2002；東京：メジカルフレンド社. 58-60.
2. 小林寛伊（編集）. 新版 増補版 消毒・滅菌のガイドライン, 2015；東京：へるす出版. 36-37.
3. Moken MC, McMURRY LM, Levy SB. Selection of Multiple-antibiotic-resistant (Mar) mutants of Escherichia coli by using the disinfectant pine oil : roles of the mar and acr AB loci. Antimicrob. Agents Chemother. 1997　41(12)：2770-2772.
4. Russell AD. Bacterial resistance to disinfectants : present knowledge and future problems. J. Hosp. Infect. 1999；43：57-68.
5. 山口正博. 院内感染予防の実際. 1993；東京：第一歯科出版. 81-83.

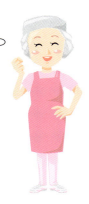

診療室の床を清拭するときは, 最初にドライモップで塵挨を拭き取ってから掃除機を使用します！

Suggestion 18 曝露事故対策

針刺し切創を起こさないリキャップ法

歯科医療において曝露事故の多くは針刺し切創である[1~3]（図18-1）．カートリッジ式注射器に注射針を取り付けるとリキャップの回数は最低でも2回は実施しなければ廃棄することができない．

医科で使用されるディスポーザブル注射器のようにリキャップすることなく廃棄できれば良いが，歯科医療においてはカートリッジ方式を採用しているため，その対応を考える必要がある．針刺し切創を防ぐため，左手を使用せずにキャップをすくい上げる方法と器具を用いてリキャップする方法が推奨されている．

筆者は後者の方法を実施している．廃棄物用小型容器の蓋にリキャップホールがあり，それを利用すると手指をまったく使用せずにリキャップが可能なため安全である（図18-2～15）．

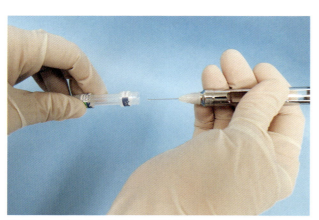

図18-1　手によるリキャップは危険．

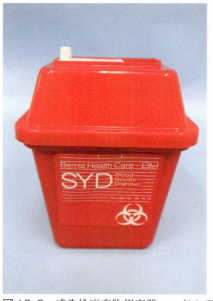

図18-2　感染性廃棄物用容器ニードルディスポーザー．

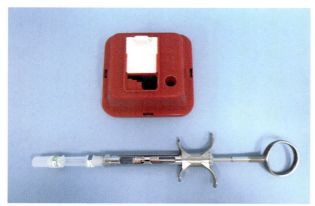

図18-3　ニードルディスポーザーの蓋部分とカートリッジ用注射筒．

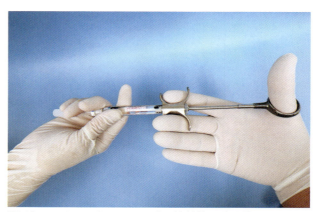

図18-4　4ハンドシステム時の注射筒の受け渡し．

歯科医院の医療安全管理　Chapter 7

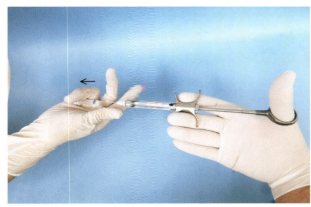

図18-5　キャップの除去.

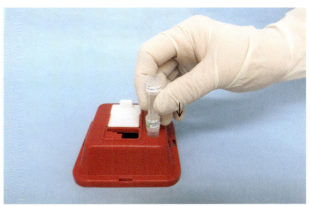

図18-6　抜いたキャップを廃棄物容器蓋のくぼみにセット.

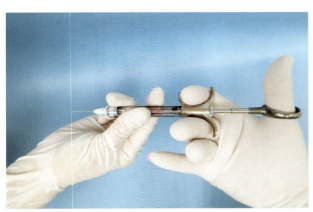

図18-7　麻酔後の注射筒の受け取り.

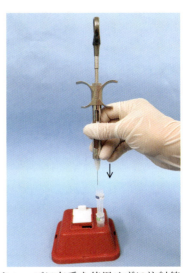

図18-8　セットされたキャップに左手を使用せずに注射筒をリキャップ（右利きの場合）.

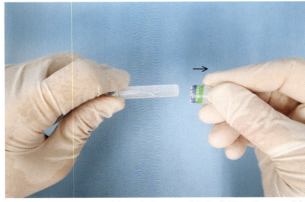

図18-9　リキャップされたキャップから小型のキャップを離脱.

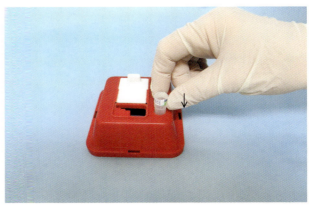

図18-10　再度，小型キャップをニードルディスポーザー器にセット.

Suggestion 18　曝露事故対策

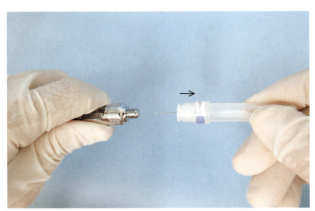

図18-11　注射筒よりキャップされたニードルを外す.

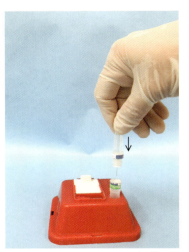

図18-12　セットされた小型キャップに手を使用せずに注射針をリキャップ.

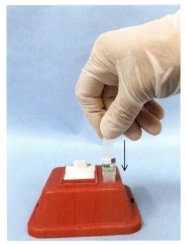

図18-13　リキャップはきちんと押して確認.

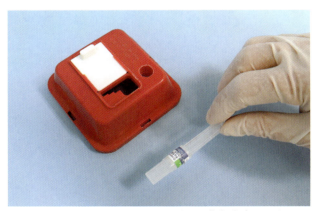

図18-14　ニードルディスポーザーの蓋と完全にリキャップされた注射針.

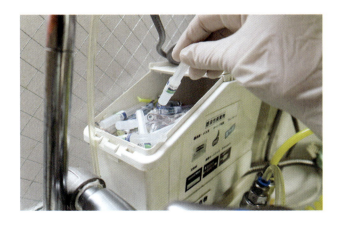

図18-15　耐貫通性廃棄物容器に入れる.

なお，前述の2回リキャップ（図18-13参照）を行うのは，リキャップされたニードルを耐貫通性容器に廃棄するまでの間，図18-11のように針が露出した状態のままにしておくと，診療後の後片付けを実施するスタッフに針刺し切創（事故）が発生する危険があるので，それを回避するためである．

針刺し切創が発生したら

術者，スタッフに万一，針刺し切創が発生した場合には，ただちに流水下で洗い流し，ヨード製剤とアルコール製剤などを塗布する（図18-16～18）．

筆者の医院では可能なかぎり術前に血液検査を実施しているため，事故が発生した場合には患者から検査を実施していない検査項目のみ再度の採血を実施することにしている．

そして，可及的速やかに提携している専門医療機関に受診するとしている．実際の対応は上記のようになる．これに加えて，筆者は歯科医師会に提出する曝露事故報告書と曝露事故が発生した際に患者から血液検査実施のための同意書を作成し準備している．

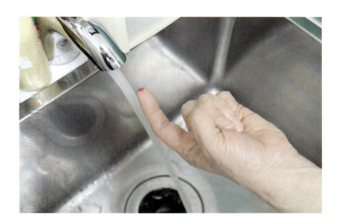

図18-16 針刺し切創が発生したら直ちに流水下で水洗．

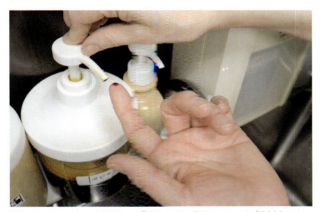
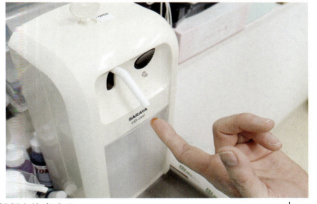

図18-17, 18 針刺し創部にポビドンヨード製剤とアルコール製剤を塗布する．

参考文献

1. 国公立大学附属病院感染対策協議会（編集）．病院感染対策ガイドライン 改訂第2版 2015；東京：じほう．200-212．
2. 吉井秀鐘，石橋 肇，司井康子，土井洋子，渋谷 鑛，谷津三雄．歯科医師の誤刺の状況に関する研究．―開業歯科医師へのアンケート調査から―．日大口腔科学．1994；20(4)：517-522．
3. 小林謙一郎．歯科診療所における針刺し・切創とB型ワクチンの接種状況．環境感染．2015；30(5)：348-353．

Suggestion 19 感染性廃棄物・産業廃棄物対策

感染性廃棄物を非感染性廃棄物に

　感染性廃棄物をすべて専門の廃棄物業者に依頼すると経費は膨大になるのが現実である．しかし，何も処理せずに一般ごみと一緒に廃棄しては法律違反である．通法に従い感染性廃棄物を非感染性廃棄物にしてから廃棄する．

　ただし，注射針，縫合針，メス替刃，バー，ダウエルピン・金属製暫間被覆冠類はすべて鋭利で危険である．これらは耐貫通性の容器に集め一杯になったら専門業者に感染性廃棄物として回収を依頼する．現像液や定着液も産業廃棄物であり専門業者に依頼する（図19-1～4）．

　8枚つづりの産業廃棄物管理票（マニフェスト）すべてに署名捺印し，1枚を控えとして残し，廃棄が終了してから郵送される報告書とともに保管する．保管する期間は5年間である[1]（Chapter 6・Suggestion 14・図14-38 参照）．

　ほかの廃棄物に関しては廃棄物専用の高圧蒸気滅菌器にて非感染性廃棄物にしてから，その地域のごみシールと診療室名と管理責任者の氏名を記入した滅菌処理済シールを貼付し廃棄する．

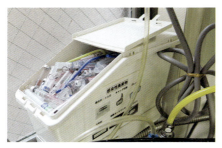
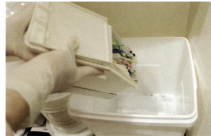

図19-1　小型耐貫通性容器に鋭利な感染性廃棄物を収集．
図19-2　大型専用容器に移設．

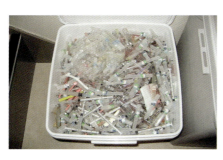
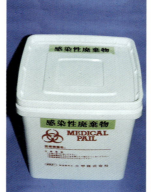

図19-3　収集された鋭利な感染性廃棄物．
図19-4　蓋を密閉し廃棄物収集業者に連絡．

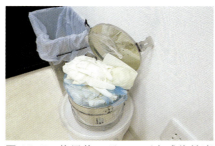
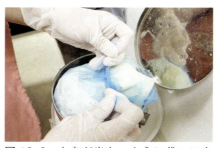
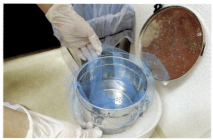

図19-5　使用後のグローブも感染性廃棄物．
図19-6　中身が出ないように袋の口を閉める．
図19-7　新しい網をセット．

歯科医院の医療安全管理　Chapter 7

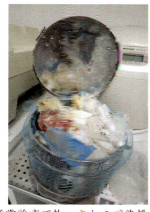
図19-8　通常診療で排出された感染性廃棄物.

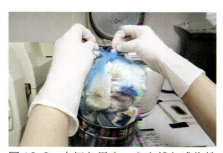
図19-9　水切り用ネットを縛り感染性廃棄物の散乱を防ぐ.

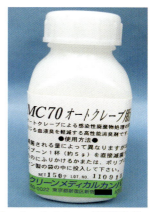
図19-10　オートクレーブ用消臭剤.

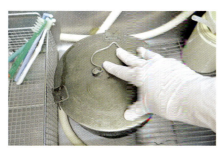
図19-11　水切り用ネットに入れたまま丸カストにセット.

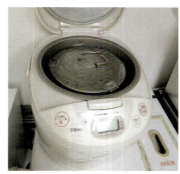
図19-12　家庭用電気機器.

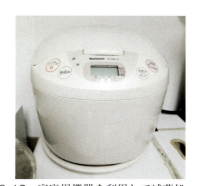
図19-13　家庭用機器を利用して滅菌処理する.

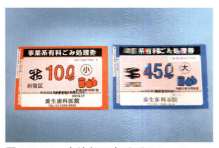
図19-14　自治体の有料ごみシール.

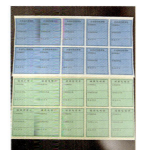
図19-15　非感染性廃棄物シール（上）と滅菌処理済シール.

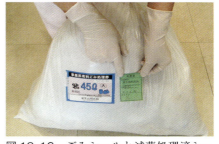
図19-16　ごみシールと滅菌処理済シールを貼付して廃棄する.

　グローブやラップ類であれば問題はないが，血液の付着したガーゼや綿球類にかなり臭気が出るため，オートクレーブ用の消臭剤を入れてから滅菌することを推奨したい[2]（図19-5～16）.

　なお，石膏模型については[3]石膏を練和する水に次亜塩素系の薬剤が含まれていれば消毒済みとし，患者名をトリミングし，ダウエルピンなどの金属部分を取り除いてから廃棄する．筆者の開業している地域では事前に年間の廃棄量を記入した書類を清掃事務所に提出することになっている[4].

参考文献

1. 環境省大臣官房廃棄物・リサイクル対策部　廃棄物処理法に基づく感染性廃棄物処理マニュアル（平成24年5月）.東京.
2. 田口正博．院内感染予防の実際．1993；東京：第一歯科出版．153-155.
3. 吉田隆一．感染性廃棄物．—使用済みの歯科用石膏模型の経時的感染能について—．日歯医師会誌．1998；51(7)：56-59.
4. 可児徳子，末高武彦（編集）．新社会歯科学．2005；東京：歯科薬出版．180-193.

Suggestion 20 歯内療法・口腔外科・在宅診療における感染予防対策

歯内療法における感染予防対策

　Kakehashiら[1]により無菌飼育ラットと通常飼育ラットの歯を露髄させ放置したところ，無菌飼育ラットでは根尖に病変をつくらず，歯髄は第二象牙質で封鎖される．一方，通常飼育ラットでは根尖に病変をつくることから根尖病変の原因は環境などからの細菌であるとした．したがって，根管のなかに細菌を入れない，根管から細菌を減らすことが重要で，そのためには治療室の環境から清潔にする必要があるとし，歯科医療における無菌的処置の重要性が示された．筆者はそれをもとにさまざまな体制を考えてきたが，その体制はそのまま院内感染予防対策の実践につながるものと考える．

　歯内療法における感染予防対策の代表的な医療技術はラバーダム防湿法と使用する器具器材の滅菌・消毒と手指衛生の徹底である（図20-1〜5）[2〜4]．ラバーダムクランプやホーセップスはセットにして滅菌しておくと便利である．

　ラバーダムはラテックス製とノンラテックス製の

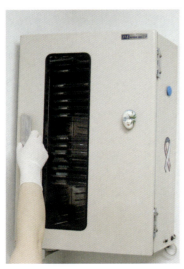
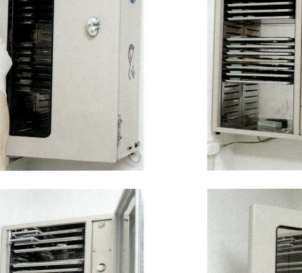
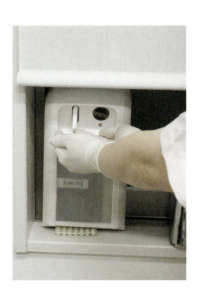
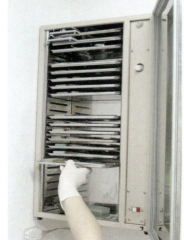
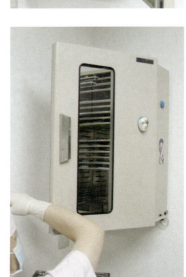

図20-1〜5　キャビネット扉を開放し，アルコール製剤による手指消毒を行う．その後，内部の滅菌器具を取り出す．扉の閉鎖は肘で行う．

2種類を準備し，穴あき滅菌する．
リーマー・ファイル類は清掃用のスポンジとセットにし清掃用のスポンジも一括して滅菌し保管する

（図20-6〜11）．
根管内の乾燥に使用するエンド用バキュームやペーパーポイントも必要本数をセットにし，滅菌し

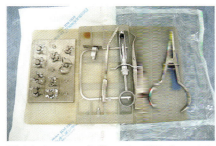
図20-6　エンド用ラバーダムシステムもセットにして準備．

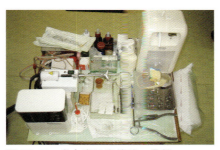
図20-7　歯内療法実施時の準備．

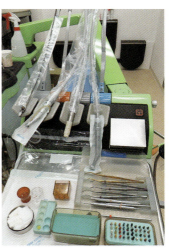
図20-8　滅菌された歯内治療時の準備状況．

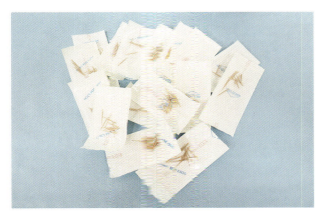
図20-9　滅菌された自院製ペーパーポイント．

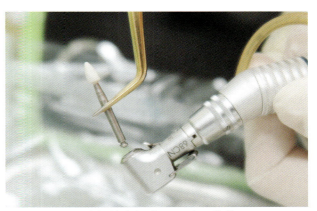
図20-10　バー類は清潔なピンセットで装着．

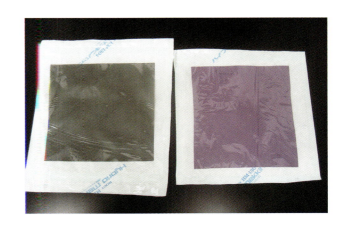
図20-11　滅菌されたラバーダム．ラテックス製とノンラテックス製．

Suggestion 20　歯内療法・口腔外科・在宅診療における感染予防対策

ておく（図20-12, 13）.
　セメント練板やスパチュラ類も材質により滅菌あるいは消毒を実施する（図20-14～16）. バースタンドや滅菌ガーゼ缶もパーソナルにし, いつでも滅菌済みの状態で使用可能にしておく（図20-17～19）.

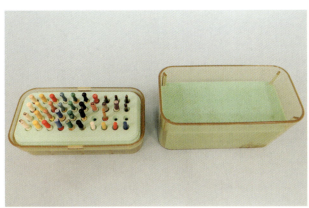

図20-12　滅菌されたスポンジとリーマーファイルシステム.

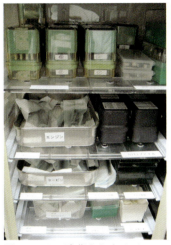

図20-13　滅菌されたクリーンエンドボックスの保管.

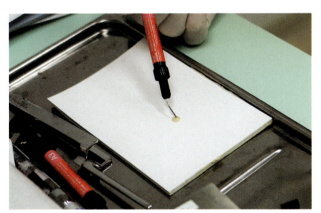

図20-14　先端部分がディスポーザブル化されていない場合は練板などを使用する.

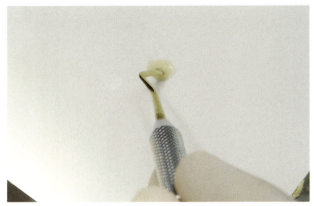

図20-15　充填器を介在させて, シリンジで直接歯牙に充填しないようにする.

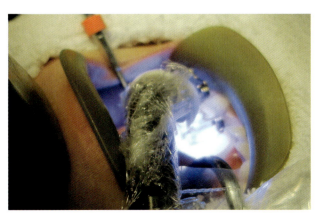

図20-16　光重合器もラッピングする.

歯科医院の医療安全管理　Chapter 7

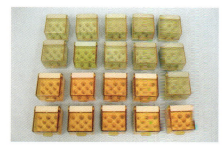

図20-17　滅菌された切削器具類.

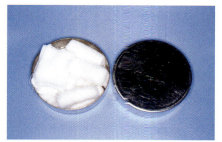

図20-18　患者ごとに滅菌されたガーゼ缶.

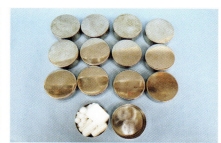

図20-19　ガーゼ缶の数が多ければ（写真は一部），全患者に対応できる.

歯科口腔外科における感染予防対策

　使用される器具類はすべて滅菌し，縫合の際の糸は滅菌済みの製品を使用する．歯槽骨内の歯牙の切断に使用するゼックリアバーをはじめとする外科手術時に使用するバー類も滅菌しておく．本器具は錆びやすいため，十分に注意する．

　抜歯をはじめ，インプラント施術，歯周外科療法においては大量の出血をともない明らかに観血処置である．医科で同様な観血処置をする場合，事前に必ず血液検査を実施する．

　しかし，病院内における歯科口腔外科でさえも患者の術前に血液検査をルーチンに遵守しているとはかぎらない．少なくとも歯科口腔外科の術前には血液検査の実施をすることが望ましい．

　「歯科領域における観血処置には血液検査を必要としない」という間違った概念がはびこる最大の要因になるからである．

在宅診療における感染予防対策

　在宅診療時における歯科医療の実施は，手指衛生ひとつにしても困難が多い．少なくとも術者は消毒した手指に手袋を装着した手で，患者の口腔内以外に触れてはならない．照明についてはスタンド式かヘッドライト式のいずれかを選択しON・OFFはスタッフに依頼する．服装については訪問時の服装ではなく，患者に接する場合はディスポーザブル白衣に着替える．在宅患者のなかにはMRSA保菌者や病院退院後のコンプロマイズドホストが含まれ，易感染性宿主であることを忘れてはならない．

　使用される切削器具などの器材は滅菌した器具を使用し，複数人の在宅診療を続けて実施する場合には各人に滅菌された器具にて対応するために複数本を必要とする．決して薬液で拭いたグレードの器具をほかの患者に使用してはならない．

　また，可能なかぎり誤嚥性肺炎や重篤な菌血症を発生させぬように注意する必要がある．誤嚥性肺炎の防止のために刷掃時に発生する唾液を含む水分を飲み込ませずに排出させる（図20-20）．使用される歯ブラシやスポンジブラシ，バキュームチップ，

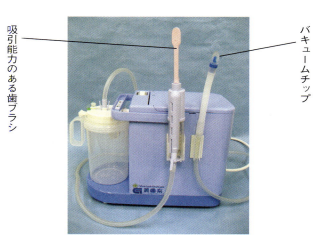

図20-20　口腔ケアに使用される器具（美歯楽）.

吸引能力のある歯ブラシ　　バキュームチップ

133

Suggestion 20　歯内療法・口腔外科・在宅診療における感染予防対策

チューブなどがディスポーザブル仕様であれば問題ないが，通常の電動歯ブラシなどの交換部分は高価であるため，少なくとも本人専用のブラシを準備する必要がある．義歯清掃用の義歯ブラシと舌清掃用の舌ブラシも準備を忘れてはならない．

また医療器具会社より口腔ケアに必要な器具（図20-21～25）が販売されているが，決して安価ではなく使用される機器も限定される．筆者は，ディスポーザブル以外のブラシ類の処理はたいへん面倒な処理であるが，超音波洗浄と次亜塩素酸ナトリウム溶液と高水準消毒薬を使用して処理している．

ガス滅菌が最適と思われるが，これを実施するとブラシに植毛されている毛は簡単に脱落する．

手指衛生のところでも述べたが口腔ケアを実施の際に，グローブを装着した手で周囲の環境に触れ，その手で滅菌・消毒した物品に触れてはならないこ

とにつきる．素手で触れるのも禁忌である．

歯科医師による在宅診療における感染予防対策の実施は設備の整っている歯科診療所よりも劣悪な状況下のため安易な方法を選択すれば，水平感染を惹起させることとなる．したがって完璧な感染予防策の体制を構築する必要がある．ひとたび在宅歯科医療で，水平感染が在宅患者間で発生すれば，本事業の根幹を揺るがす事態に発展しかねない．

また，病院において急性期口腔機能管理料の対象者である急性期の医療を必要とする患者に口腔ケアを実施する場合には，手術するまでの期間が重要と思われる．緊急性を要する場合には難しい面も多い，とくに運び込まれた医療機関に口腔外科が併設されていない場合には，より困難であろう．手術を必要とせずに投薬などによる管理が中心であれば歯科医療を併用しながらセルフケアを含め自己の管理

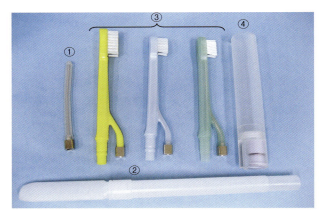

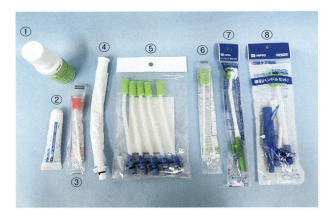

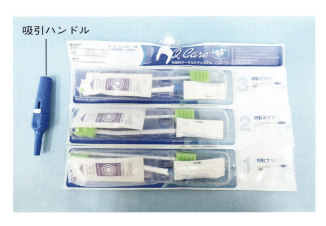

図20-21　ブラシ部分やチューブ類はディスポーザブルで，安価でなければ臨床の現場では継続使用できない．①注水チップ，②ビバゼットン，③吸引歯ブラシ（大中小），④吸引歯ブラシ用グリップ．

図20-22　ディスポーザブル化されている口腔ケアキット．①トゥーセッテオーラルリフレッシュ，②トゥーセッテオーラルペースト，③スワップピンク，④カバー付ヤンカー，⑤トゥーセッテ吸引ハンドルスワブ小，⑥スワブグリーン，⑦トゥーセッテ吸引ブラシ，⑧吸引ハンドルセット．

図20-23　トゥーセッテQケア Q8N．8時間ごと使用の3本セットと4時間ごと使用の6本セットがある．

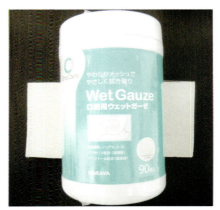
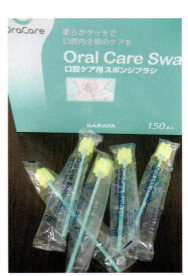

図20-24, 25　口腔内の清拭に便利なウェットガーゼ（左図）と安価な口腔ケア用スポンジブラシ．

が中心となる．

　セルフケアが不可能な場合は，毎日の口腔ケアの実施は看護師，介護士と付き添いの家族が中心となる．実施回数は病院により日に3回，6回などと，ばらつきが多く使用する器具の負担を含め確定していない．

　いずれにしても入院前の病院内の歯科医師あるいは依頼された病院外の歯科医師による周術期口腔機能管理計画の策定が重要となる．

　以前，大阪の病院で発生した歯科衛生士による口腔ケアの実施により，使用した口腔ケア用器具からの緑膿菌による院内感染の事例[5,6]からもわかるようにブラシ類のディスポーザブル化を含め細心の注意を払わなければならない．

　医療施設より多くのマンパワーが必要と思われる介護施設においてさえも毎食後口腔ケアが実施される施設もあれば，日に1回のところもある．簡単には実施できず，使用する器具のディスポーザブル化，消毒の困難さを含め，これから解決しなければならない問題の多い分野である．しかし，日に6回の口腔ケア対応は[7]いずれの施設でも困難をきわめているであろう．

参考文献

1. Kakehashi S, Stanley HR, Fitzgerald RJ. The effect of surgical exposures of dentalpulps in germ-free and conventional laboratory rats. Oral Surg. Oral Med. Oral Pathol. 1965 ; Sep ; 20 : 340-349.
2. 田口正博．歯内療法における滅菌と消毒の実際．日本歯内誌．1991；12(3)：166-176．
3. 田口正博．歯内療法における滅菌と消毒の重要性．デンタルダイヤモンド．1993；18(1)：128-137．
4. 田口正博：歯内療法における滅菌と消毒の実際．東京：第一歯科出版．1997．
5. 産経新聞WEST．院内感染11人死亡　感染拡大の原因究明へ　国立感染症研究所に調査依頼．2014年1月7日．
6. 日本経済新聞．大阪・高槻の病院で患者21人院内感染　昨年1年間．2014年1月7日．
7. 深尾亜由美．急性期病院における口腔ケアプログラムの現状と課題．第31回日本環境感染学会総会学術集会．2016；シンポジウム26．

Suggestion 21 医療安全管理指針対策

医療安全と管理体制の確立とは

いくつかの成書によると医療安全とは「基本理念として，適切な医療安全管理を推進し，良質で安全な医療を提供することを通じて，地域社会に貢献することを目的とし，医療安全管理のための体制の確立および具体的方策，ならびに医療事故発生時の対応方法などについて定める」と記されている．

さらに「医療安全のための基本的考え方として，医療安全は医療の質にかかわる重要な課題であり，安全な医療の提供は医療の基本となるものであり，職員個人が医療安全の必要性・重要性を自分自身の課題として認識し，安全な医療の遂行を徹底することが重要であることは言うまでもないが，医療の安全・安心をさらに推進するためには，院内感染対策，医薬品・医療機器の安全使用を含めた医療安全管理体制の確立を組織として図ることが必要である」と記載されている．

医療安全管理指針からみた実際の点検

2007年4月からの医療安全管理の施行により毎朝，歯科用ユニットの機器を点検しなければならないようになった．自院での点検項目は多く，時間的な制約があるため，診療を開始する前に必要な当医院独自の点検項目を作成し実施している（図21-1）．

具体的には患者が来院するときの動線に合わせ各種設備を稼動していく．照明類の点灯，エアコン調整，モニター，空気清浄機などの点灯，カートリッジ式寒天印象器の点灯，電動注射器や光重合器の充電器へのセット，機械室にてエアコン，空気清浄器およびコンプレッサー用ドライヤー，コンプレッサーの点灯，セントラルバキュームモーター，オートドレーンの動作確認を実施する．つぎに歯科用ユニットの安全点検へと移る．その他，各フロアーの清掃，階段の手すりなど環境やスリッパなどの清拭も行う．

患者用トイレの確認としてトイレットペーパー，便座拭き用アルコール製剤や手指洗浄剤の残量確認および自動芳香剤の動作を確認する．最後に診療室内全域に設置したアロマ自動感知式芳香器へのアロマオイルを補給する．院内放送用マイクおよびBGMの音量をチェックし終了する．

歯科用ユニットの動作具合の悪いところがあると，その歯科用ユニットは使用できずその後の診療に影響が出てくる．したがって，毎朝，点検を実施することが重要である．切削器具の確認については患者ごとに交換するため，使用するたびに確認しなければならない．以前，工具でチャックを閉めるタイプの切削器具を使用していたときにチャックが緩み，取り付けた切削用バーが飛び出したことを経験したことがある．幸いにも事故にはいたらなかったが口腔内で発生した場合には医療事故の要因になる．

歯科用ユニットに具合の悪い箇所がみつかれば即時に対応する．歯科用ユニットからの水漏れやオイ

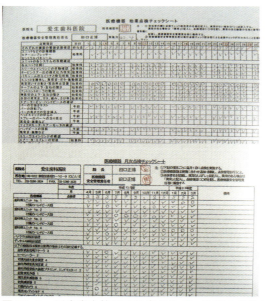

図21-1 医療安全管理で規定されている朝の点検シート．

ル漏れの有無については，水とエアーが確実に出れば切削器具は問題ない．バキュームやエジェクターやコントローラーの動作チェックおよび異常な音の有無，つぎにユニットの椅子の動きやライトなどをチェックし完了する．歯科用ユニットを1台ずつチェックし，少しでも異常なところがあるときには担当者は直ちに院長に報告をする．

院長は自院にて修理可能か否かを判断し，専門業者の修理を必要とする場合は即刻に連絡し，修理対応日時を決定する．その後，故障内容により，その歯科用ユニットが設置されている個室の予約を変更する．

点検を実施した事項については記帳し，保存をする．点検時の問題箇所の多くに以前に「キガカリ状態」のときの報告を怠ったときに頻発する．少しでも違和感をもったときには，そのまま放置せずに，すぐに院長に報告させることが重要である．このことを毎朝の点検実施者に徹底を図る．

「ヒヤリ・ハット・キガカリ」とは企業における安全対策を実施するための標語である．各個室には専用のノートを設置し，少しでも気づいた箇所があれば直ちに記入し，報告の漏れを防いでいる．そして　その記入欄の下段に対応内容も日付とともに記入する．「ヒヤリとしたこと」や「ハットしたこと」「キガカリなこと」はミーティング時に報告し，スタッフ全員で対応策を共有する（図21-2）．

他分野からの指摘や世間からの批判を受けない厳然たる歯科医療を実施するうえで，とくにHBV，HCV，HIV，TPHA，HTLV-1などの感染患者から他の患者への水平感染を予防することは歯科医師自身への水平感染の予防にとっても重要な課題の1つである．

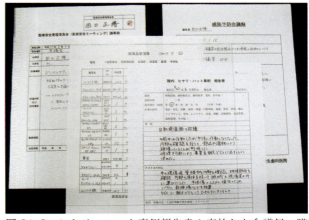

図21-2　ヒヤリ・ハット事例報告書や実施した会議録，購入品リストなど．

改正医療法

改正医療法により，歯科診療所を含むすべての医療機関において「医療の安全管理のための体制の確保」が義務づけられることとなった．

これはすでに病院表章の医療機関において施行されていたものである．
①医療安全の確保
②院内感染対策
③医薬品安全確保
④医療機器安全確保

および各々についての詳細を以下に示す．
(1) 指針の整備
(2) マニュアルの整備
(3) 職員研修の実施
(4) 実施記録指針等の作成とその実施

日本歯科医師会より発行されている冊子[1]には院内ヒヤリ・ハット事例報告書，医療事故・医事紛争事例報告書，医療安全管理委員会（医療安全ミーティング）議事録，医療安全管理研修会報告書，医療機器始業点検チェックシート，医療機器月次点検チェックシート，医療機器の保守点検計画・記録表，医薬品管理簿の見本が掲載されている．

いずれにしても，たいへん面倒であるが担当者と期日を決めて常日頃から書類の作成をしておき，達成しなければならない．

歯科診療所における医療安全管理体制の整備

2016年3月[2]日本歯科医師会歯科医療安全対策委員会及び同委員会WGは，歯科診療における医療の質及び安全管理の向上を図るための具体策として「歯科診療所における医療安全行動目標と推奨する対策」を取りまとめた．

歯科独自の対策として「歯科診療所における医療安全管理体制の整備」を中心に下記の目標が設定された．

①危険薬の誤投与の防止
②周術期肺塞栓症の予防
③危険手技の安全な実施
④医療関連感染症の防止
⑤医療機器の安全な操作と管理
⑥急変時の迅速な対応
⑦事例要因分析から改善へ
⑧歯科診療所の対策と国民との情報共有

現在，医療安全管理が遵守されているか否かの調査が実際の歯科診療室で実施されている．どのような基準で医療機関が選別されているかは明確ではない．筆者は検査が入った医療機関が準備提出する書類をみたことがあるが，膨大な資料であった（図21-3）．

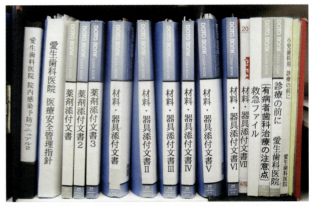

図21-3　医療安全管理調査で必要と考えられる書類をまとめたファイル類．

立ち入り検査が入った場合に準備する書類

①歯科診療所自主管理チェックリスト
②医療従事者関係書類
(1)医療従事者名簿
(2)出勤簿又はタイムカードなど出勤状況を確認できる書類
(3)資格証明書の写し

③診療体制関係
(1)医療安全に関する指針
(2)医療安全のためのマニュアル
(3)医療安全に関する従業者研修計画，実務記録
(4)院内感染対策のための指針
(5)院内感染対策マニュアル
(6)院内感染対策に関する従業者研修計画，実施記録
(7)医薬品安全管理責任者の配置に係る規定（業務内容含む）
(8)医薬品の安全使用のための研修計画，実施記録
(9)医薬品の安全使用のための業務に関する手順書
(10)医療機器の安全管理責任者の配置に係る規定（業務内容を含む）
(11)医療機器の安全使用のための研修計画，実施記録

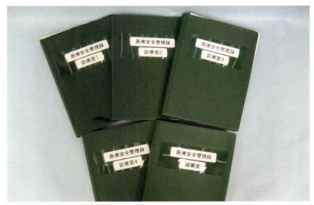

図21-4　各診療室に設置した現場記録簿．

歯科医院の医療安全管理 Chapter 7

(12) 医療機器の保守点検計画，実施記録
④個人情報関係
(1) 個人情報保護に関する規定
(2) 従事者の守秘義務を規定した書類
⑤管理関係
(1) 感染性廃棄物処分委託計画書
(2) 感染性廃棄物に関するマニフェスト伝票
(3) X線現像液・定着液の処分委託契約書
(4) X線現像液・定着液に関するマニフェスト伝票
(5) 健康診断実施記録

6) 被ばく線量当量測定記録
7) 放射線業務従事者の電離放射線健康診断記録
8) 漏えい線量当量測定記録
9) 消防設備点検記録
10) 医療機器滅菌消毒業務委託契約書・標準作業書・業務案内書

　以上，いずれにしても日頃から準備（図21-4〜7）しておけば慌てる必要はない．

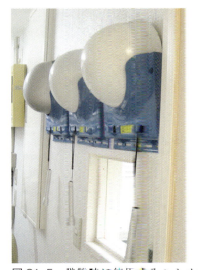
図21-5　避難時に使用するヘルメット類．

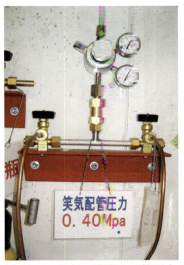
図21-6　笑気，酸素の配管圧力の注意票．酸素は0.42〜0.45Mpa，笑気は0.39〜0.40Mpaを維持する．

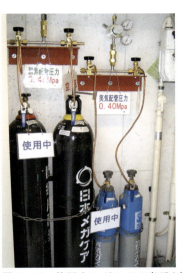
図21-7　使用中のボンベの表示（空ボンベではないとの確認対策となる）をし，予備ボンベを開いてしまうといったトラブルを防止する．

参考文献
1. 日本歯科医師会歯科医療安全対策委員会．歯科診療所における医療安全を確保するために：医療法改正に伴って義務づけられた指針・手順書・計画の編集例について．2007．
2. 日本歯科医師会．歯科診療所の医療安全管理．日歯広報．2016；1660号．

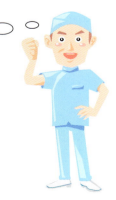

少しでも「ヒヤリ・ハット・キガカリ」を感じたら，即座に対応！
医療安全管理の調査に備えて，日頃から必要書類・資料の準備！

Chapter7のまとめ

ステップ1

給水系
○ 高性能の中空糸膜フィルターを歯科用ユニットの給水される箇所に取り付ける

床
○ 毎日ドライモップにて拭き取り除去

ステップ2

給気系
○ エアーフィルター設置
バキュームから吸引したエアーは機械室外に排出する

床
○ 毎日ドライモップ+掃除機(ULPAフィルター搭載)にて拭き掃除

ステップ3

給水系・給気系
○ 給水・給気ラインに薬液による逆汚染対策を行う
○ コンプレッサーは2台で対応

床
○ 2週間に1回、床用洗浄除菌クリーナーにて拭き掃除

曝露事故防止 (針刺し切創)
○ キャップをすくいあげる方法採用
曝露時、流水下で洗い、ヨード製剤、アルコール製剤を塗布

無菌治療
○ 抜髄セット
滅菌バック入り+ラッピングトレー
(オートクレーブ)
　クランプ・ロックピンセット
　ホーセップス・インジェクション・ラバーダムフレーム+ラバーダム(オートクレーブ)
　エンドバキューム

○ エンドボックス(オートクレーブ)
(リーマーファイル)
自院製ペーパーポイント
(オートクレーブ)

○ バースタンド(オートクレーブ・ドライクレーブ)
○ 練板(表面紫外線殺菌)
○ プラスティックスパチュラ(薬液消毒)
○ 綿球、ガーゼ缶(オートクレーブ)
金属製スパチュラ(ドライクレーブ)

曝露事故防止 (針刺し切創)
○ 器具を用いてリキャップする方法採用

曝露事故防止
○ 患者の血液検査実施

感染性廃棄物
○ 専用業者に回収依頼
○ 非感染性廃棄物にしてから廃棄

Appendix Table

本書で紹介した院内感染予防対策などに役立つ主な製品一覧

本書で紹介した院内感染予防対策などに役立つ主な製品一覧

＊(有)クリーンメディカルカンパニーはFAX：03-5362-0207のみ対応可
＊メーカーも販売元の場合がある

製品名	掲載ページと図番号	販売元またはメーカー
便座除菌クリーナー用ディスペンサー	P23・図2-9	販売元＝(有)クリーンメディカルカンパニーまたは医科器械店，メーカー＝サラヤ(株)
便座きれいくん	P23・図2-11	販売元＝(有)クリーンメディカルカンパニーまたは医科器械店，メーカー＝サラヤ(株)
センサーアロマ エコフィール	P25・図2-14	販売元＝(株)生活の木または(有)クリーンメディカルカンパニー，メーカー＝(株)生活の木
テンミニッツアロマライト	P25・図2-15	販売元＝(株)生活の木または(有)クリーンメディカルカンパニー，メーカー＝(株)生活の木
エアゾール芳香器パルスⅡ	P25・図2-16	販売元＝(有)クリーンメディカルカンパニー
メディカルシーツ FP-100G	P30・図3-8	販売元＝(有)クリーンメディカルカンパニーまたは医科器械店，メーカー＝(株)ホギメディカル
メディカルシーツ N	P30・図3-10	販売元＝(有)クリーンメディカルカンパニーまたは医科器械店，メーカー＝イワツキ(株)
デンタルスティックⅡ	P32・図3-19	販売元＝(株)モリタ，メーカー＝(株)サンリツ
サンスティック-D	P32・図3-19	販売元＝(有)クリーンメディカルカンパニー，メーカー＝(株)サンリツ
メディカルキャップ MCF-201B	P36・図4-2	販売元＝(有)クリーンメディカルカンパニーまたは医科器械店，メーカー＝(株)ホギメディカル
サージカルマスクヒモタイプ MM-S1	P36・図4-3	販売元＝(有)クリーンメディカルカンパニーまたは医科器械店，メーカー＝(株)ホギメディカル
メディカルキャップ MCS-201	P37・図4-4	販売元＝(有)クリーンメディカルカンパニーまたは医科器械店，メーカー＝(株)ホギメディカル
メディカルキャップ MCF-103B	P38・図4-10	販売元＝(有)クリーンメディカルカンパニーまたは医科器械店，メーカー＝(株)ホギメディカル
サージカルマスクゴムタイプ MM-S6　MM-S6P	P38・図4-10	販売元＝(有)クリーンメディカルカンパニーまたは医科器械店，メーカー＝(株)ホギメディカル
N-95微粒子用マスク	P39・図4-11	販売元＝(有)クリーンメディカルカンパニーまたは医科器械店，メーカー＝3M
N-95微粒子用マスク 折りたたみ式	P39・図4-12	販売元＝(有)クリーンメディカルカンパニーまたは医科器械店，メーカー＝(株)ホギメディカル
N-95マスク 結核用	P39・図4-13	販売元＝(有)クリーンメディカルカンパニーまたは医科器械店，メーカー＝(株)ホギメディカル
小型保護メガネ	P41・図4-22	販売元＝(有)クリーンメディカルカンパニーまたは医科器械店

用途，特徴　備考
女性患者に好評な男女共用トイレに設置してある便座拭きディスペンサー．下記製品とセットで使用する
トイレットペーパーに吹き付けて使用するエタノールを主成分とした便座用除菌クリーナー．上記ディスペンサーに入れて随時補給する
人感センサー内蔵，安価なタイマー付き電池式芳香器
人感センサー内蔵，10分タイマー付き電池式芳香器，ライト付き
タイマー付きスプレータイプ芳香剤を自動的に噴霧し，トイレ内の異臭に瞬時に対応
ロールタイプ(表吸水，裏撥水)のディスポーザブルエプロン(縦：30 cm×横：37 cm)
メディカルシーツの大判タイプ(縦：50 cm×横：58 cm)
歯科材料店で購入可能な血液検査用濾紙
スティックタイプの血液検査用濾紙
診療時の髪の毛の汚染や落下を防ぐ，術者用キャップ
安価なバリア性の高いサージカルマスク ヒモタイプ．非装着時も首からさげたままにできるので，紛失せず使い勝手が良い
夏季に額の汗を吸収する吸水パッド付きドクターキャップ
髪の毛や耳を全部入れるスタッフ用キャップ．色はブルーのみ(ピンク色は廃止)
バリア性の高いサージカルマスク(ゴムタイプ)．色はMM-S6＝ブルー，MM-S6P＝ピンク
液体防護性のある微粒子マスク．サイズはレギュラー，スモール．色は白または緑
もち運びに便利な折りたたみ式微粒子マスク．着用しやすいように鼻あて，顎あてにタブが付いている．サイズはレギュラー，スモール．色は白
結核用マスク．サイズはレギュラー，スモール．色は白
フロントカバーとサイドカバー付きの裸眼用メガネタイプゴーグル

本書で紹介した院内感染予防対策などに役立つ主な製品一覧

製品名	掲載ページと図番号	販売元またはメーカー
セーフティゴーグル	P41・図4-23	販売元＝(有)クリーンメディカルカンパニーまたは医科器械店
フェイスシールド	P41・図4-26	販売元＝(有)クリーンメディカルカンパニーまたは医科器械店
エマージェンシーボックス	P41・図4-27	販売元＝医科器械店
CMCディスペンサー	P46・図5-2	販売元＝(有)クリーンメディカルカンパニー
ノータッチディスペンサー GUD-1000	P47・図5-16	販売元＝(有)クリーンメディカルカンパニーまたは医科器械店，メーカー＝サラヤ(株)
シャボネットユ・ムS	P49・図5-31	販売元＝(有)クリーンメディカルカンパニー，メーカー＝サラヤ(株)
ポビドンヨードスクラブ液 7.5％「明治」	P49・図5-32	販売元＝薬卸問屋，メーカー＝Meiji Seikaファルマ(株)
ウェルパス®	P49・図5-35	販売元＝薬卸問屋，メーカー＝丸石製薬(株)
ノンラテックスグローブ	P52・図5-36	販売元＝(株)クリーンメディカルカンパニーまたは医科器械店，歯科材料店
トーマラテックスグローブ	P52・図5-37	販売元＝(有)クリーンメディカルカンパニーまたは医科器械店
ニトリル検査検診用グローブ	P52・図5-38	販売元＝(有)クリーンメディカルカンパニーまたは医科器械店
ネオヨジンガーグル7％	P54・図6-1	販売元＝薬卸問屋，メーカー＝岩城製薬(株)
CMC薬液計量ディスペンサー	P54・図6-1	販売元＝(有)クリーンメディカルカンパニー
カップディスペンサー	P54・図6-2	販売元＝(有)クリーンメディカルカンパニーまたは歯科材料店
エピペン®注射液 0.15 mg	P56・図6-8	販売元＝ファイザー(株)
エピペン®注射液 0.3 mg	P56・図6-8	販売元＝ファイザー(株)
メッキン穴あきドレープ	P58・図7-1	販売元＝(有)クリーンメディカルカンパニーまたは医科器械店，メーカー＝(株)ホギメディカル
CMC200 除菌洗剤	P59・図7-6	販売元＝(有)クリーンメディカルカンパニー
CMC60 万能クリーナー	P59・図7-7	販売元＝(有)クリーンメディカルカンパニー
丸カスト	P59・図7-13	販売元＝(有)クリーンメディカルカンパニーまたは医科器械店
CMC900 血液溶解洗浄剤	P60・図7-14	販売元＝(有)クリーンメディカルカンパニー
CMC300 液体殺菌漂白剤	P60・図7-21	販売元＝(有)クリーンメディカルカンパニー
ガス乾燥機 乾太くん	P61・図7-23	販売元＝東京ガス(株)，メーカー＝リンナイ(株)
CMC金メッキピンセット	P64・図8-1	販売元＝(有)クリーンメディカルカンパニー

用途，特徴，備考
メガネの上から装着可能なゴーグル
顔全体を覆うディスポーザブルタイプで，曇り止めあり，メガネとの併用可能なシールドタイプ
各診療室に設置してある．緊急時にいつでも交換できるようになっているマスクやゴーグル類の保管庫
ワンプッシュで約2 mlの計量ができるディスペンサー（750 ml用）
センサー式ノータッチコードレスディスペンサー（電池式）．診療中は手をかざすだけで薬液が取り出せるので，ユニットの周囲に常備している
手指の洗浄，殺菌，消毒用石けん
手指の洗浄，殺菌，消毒用薬剤
速乾性擦式手指消毒に使用するアルコール製剤
ラテックスアレルギーの人でも安心して使用できるグローブ（ニトリル製・パウダーフリー）
安価で操作性に優れたラテックス製イグザミネーショングローブ（パウダー付き）
安定性に優れたニトリル製ノンパウダーイグザミネーショングローブ（ホワイト色はサイズが豊富）
ガーグル用ポビドンヨード液（500 ml）．下記の容器に入れ，計量希釈し診療前，患者に口腔内消毒を行ってもらう
ワンプッシュ約1 mlの計量ディスペンサー（200 ml用）
ディスポーザブルチューブを収納容器からひとつずつ取り出せる
アナフィラキシーショック時の緊急補助治療剤．体重が15 kg〜30 kgまで使用可
アナフィラキシーショック時の緊急補助治療剤．体重が30 kg以上で使用可
糊付き丸穴あきディスポーザブルドレープ
医療用リネン類を洗濯するための除菌洗剤
アルジネート印象材の除去をはじめトレークリーナー，脱錆，強力洗浄，漂白などに用いる多目的用クリーナー
廃棄物を入れたグローブなどを収集し，オートクレーブなどで滅菌するときの容器
器具やリネンの血液を分解洗浄する中性洗浄剤．血液の付いたタオルにあらかじめ吹き付け，洗濯すると良く落ちる
リネン類を洗濯するときに使用する液体殺菌漂白剤でCMC200と併用すると効果がより良い
干す場所がなくても効率的に乾燥させることができ，柔軟剤なしでも布類を柔らかく保てる
通常のピンセットと識別可能なピンセット（筆者は口腔内使用ピンセットとして使用し，区別している）

本書で紹介した院内感染予防対策などに役立つ主な製品一覧

製品名	掲載ページと図番号	販売元またはメーカー
スポイド角瓶	P65・図8-6	販売元＝(有)クリーンメディカルカンパニー
パーソナル綿球ガーゼ缶	P65・図8-7	販売元＝(有)クリーンメディカルカンパニー
CMC30 浸漬兼超音波洗浄器用洗浄剤	P68・図9-4	販売元＝(有)クリーンメディカルカンパニー
ウォッシャーディスインフェクター WD-32	P69・図9-8	販売元＝(有)クリーンメディカルカンパニーまたは医科器械店，メーカー＝サラヤ(株)
食洗器	P69・図9-8	販売元＝家電量販店
CMC20 噴射型洗浄器用洗浄剤	P69・図9-10	販売元＝(有)クリーンメディカルカンパニー
SQUDO(スキュード)	P70・図9-13	販売元＝医科器械店
D-SONiC 超音波洗浄機	P70・図9-16	販売元＝(有)クリーンメディカルカンパニーまたは医科器械店
バーバスケット	P71・図9-20	販売元＝歯科材料店
サンホット	P71・図9-21	販売元＝(有)クリーンメディカルカンパニー
卓上オートクレーブ用角カスト	P72・図10-4	販売元＝(有)クリーンメディカルカンパニーまたは医科器械店
メッキンバッグ	P72・図10-6	販売元＝(有)クリーンメディカルカンパニーまたは歯科材料店，メーカー＝(株)ホギメディカル
ユーロシール	P72・図10-7	販売元＝歯科材料店
CMC80 脱錆剤	P79・図11-27	販売元＝(有)クリーンメディカルカンパニー
CMC90 乳化型潤滑防錆剤	P79・図11-28	販売元＝(有)クリーンメディカルカンパニー
ステラッド®NX®	P82・図12-1	販売元＝医科器械店，メーカー＝ジョンソン・エンド・ジョンソン(株)
ステリハイド®L 20%	P83・図12-14	販売元＝薬卸問屋，メーカー＝丸石製薬(株)
CMC700 グルタラールアルデヒド中和剤	P85・図12-34	販売元＝(有)クリーンメディカルカンパニー
CMC650 次亜塩素酸Na中和剤	P85・図12-35	販売元＝(有)クリーンメディカルカンパニー
CMC40 印象模型除菌クリーナー	P87・図13-14	販売元＝(有)クリーンメディカルカンパニー
CMC500 石膏用水除菌剤	P88・図13-16	販売元＝(有)クリーンメディカルカンパニー
CMC50 石膏溶解剤	P89・図13-24	販売元＝(有)クリーンメディカルカンパニー
CMC スプレーガン	P91・図13-34	販売元＝(有)クリーンメディカルカンパニー
CMC100 タービン・エンジン専用洗浄剤	P97・図14-3	販売元＝(有)クリーンメディカルカンパニー
CMC100 専用洗浄器	P97・図14-4	販売元＝(有)クリーンメディカルカンパニー
iCare	P98・図14-11	販売元＝歯科材料店，メーカー＝(株)ナカニシ
iClave mini	P99・図14-16	販売元＝歯科材料店，メーカー＝(株)ナカニシ

用途，特徴　備考
薬瓶を汚染させずに薬液を取り出せるシステムに使用
滅菌可能なガーゼ・ワッテ・綿球缶
超音波洗浄を行う際の強力洗浄剤
80℃の熱水で10秒間のすすぎ機能がある洗浄器．現在，バージョンアップされている洗浄器もあるが，乾燥機能はついていない（AR40）
一般家庭用食洗器．80℃で数分間すすぐ機能がついているものが有効
食洗器やウォッシャーディスインフェクターに用いる洗浄力とすすぎ能力に優れた洗剤
中空部器具に特化した洗浄器
サイズ出力ともに豊富にあるので用途に合わせて購入できる
バー類の脱錆，防錆処理や補綴物の薬液消毒に使用するための球状，あるいは平らなバスケット
用手洗浄をするための厚手ゴム手袋
被滅菌物をオートクレーブに入れるための角カスト
好みの長さにカットできるロールタイプ滅菌バッグ
シール幅の広い強力ヒートシーラー
ステンレス製器具などの錆取り剤．ステンレス製器具以外に使用するときは浸漬時間に注意が必要
器具の潤滑，防錆，保守のための防錆剤．人体に安全
高圧蒸気滅菌に耐えられない物品を滅菌するための過酸化水素ガスプラズマ滅菌器．本体，ランニングコスト，修理代が高いのが短所
薬液消毒で用いられるグルタラールアルデヒド製剤
グルタラールアルデヒド製剤を廃棄するときに使用する中和剤
次亜塩素酸製剤を廃棄するときに使用する中和剤
印象物の血液や唾液を落とした後に浸漬して使用する印象物，石膏兼用除菌洗剤
石膏を練和する際に水に加える顆粒タイプの塩素系除菌剤
印象トレーに付着した石膏の除去に優れた効果がある溶解剤
薬液を入れて広範囲に吹き付けるのに役立つスプレーガン
オートクレーブ前の切削器具を洗浄するために特化した洗剤
CMC100を用いて切削器具を洗浄するのに適したサイズの器具
切削器具用自動注油装置
切削器具専用滅菌器

本書で紹介した院内感染予防対策などに役立つ主な製品一覧

製品名	掲載ページと図番号	販売元またはメーカー
DF-58C	P102・図14-33	販売元＝歯科材料店
CMC10 CAE・BAC含有エタノール液	P105・図15-9	販売元＝(有)クリーンメディカルカンパニー
ルビスタ®	P106・図15-15	販売元＝薬卸問屋，メーカー＝キョーリンメディカルサプライ(株)
ダイアラップカッター	P107・図15-18	販売元＝(有)クリーンメディカルカンパニー
クリーンスリーブ	P108・図15-25	販売元＝(有)クリーンメディカルカンパニー
エルエイジー10液(10%)	P118・図17-1	販売元＝医薬卸問屋，メーカー＝吉田製薬(株)
カウンタークロス	P118・図17-3	販売元＝(有)クリーンメディカルカンパニー
クリネル® ユニバーサル50，200	P119・図17-9 図17-20	販売元＝(有)クリーンメディカルカンパニーまたは医科器械店，メーカー＝(株)モレーンコーポレーション
ホスピタルクロス	P120・図17-21	販売元＝(有)クリーンメディカルカンパニー
クリーンルーム用掃除機	P121・図17-25	販売元＝(有)クリーンメディカルカンパニーまたは医科器械店，メーカー＝(株)日立製作所
CMC400 床用洗浄除菌クリーナー	P121・図17-27	販売元＝(有)クリーンメディカルカンパニー
CMC00 パイプクリーナー	P122・図17-37	販売元＝(有)クリーンメディカルカンパニー
ニードルディスポーザー	P124・図18-2	販売元＝医科器械店
CMC70 オートクレーブ用消臭剤	P129・図19-10	販売元＝(有)クリーンメディカルカンパニー
パーソナルバースタンド	P133・図20-17	販売元＝歯科材料店
美歯楽	P133・図20-20	販売元＝歯科材料店，メーカー＝(株)東京技研
トゥーセッテ オーラルリフレッシュ	P134・図20-22	販売元＝医科器械店，メーカー＝ニプロ(株)
トゥーセッテ オーラルペースト	P134・図20-22	販売元＝医科器械店，メーカー＝ニプロ(株)
カバー付ヤンカー	P134・図20-22	販売元＝医科器械店，メーカー＝ニプロ(株)
トゥーセッテ 吸引ハンドル スワブ小	P134・図20-22	販売元＝医科器械店，メーカー＝ニプロ(株)
トゥーセッテ 吸引ブラシ	P134・図20-22	販売元＝医科器械店，メーカー＝ニプロ(株)
吸引ハンドルセット	P134・図20-22	販売元＝医科器械店，メーカー＝ニプロ(株)
トゥーセッテ QケアQ8N	P134・図20-23	販売元＝医科器械店，メーカー＝ニプロ(株)
口腔用ウェットガーゼ	P135・図20-24	販売元＝(有)クリーンメディカルカンパニーまたは医科器械店，メーカー＝サラヤ(株)
口腔ケア用スポンジブラシ オーラルケアスワブ	P135・図20-25	販売元＝(有)クリーンメディカルカンパニーまたは医科器械店，メーカー＝サラヤ(株)

	用途，特徴，備考
	バリアパケットフィルム付きデンタルフィルム．口腔内で撮影したデンタルフィルムを唾液などに触れずに取り出せる
	診療後の環境清拭に使う製剤（当医院ではさまざま箇所でアレンジして使用）
	次亜塩素酸系消毒剤でありながら調整後の使用期間および錆や匂いなどの欠点を除去した製剤
	店舗で使用するような大型ラップシステム
	サイズに合わせてカット，シーリングして使用する安価なディスポーザブルスリーブ．4.5 cm と 6.0 cm 幅の 2 種類
	院内環境の清拭に最適な両性界面活性剤（消毒剤）
	院内環境清拭に使う安価で滅菌可能な不織布
	界面活性剤を主成分とした洗浄，除菌ワイプ（50＝50 枚入り，200＝200 枚入り）
	床用モップに取り付けするドライタオル
	ULPA フィルターを含む 3 段階濾過フィルター使用し，埃を巻き上げない低速排気掃除機
	希釈して滅菌スポンジで床清掃をするための製剤
	10 倍希釈溶液をユニットのバキューム，エジェクター，スピットンに流し清掃に用いる
	針刺し切創（針刺し事故）防止のために用いる感染性廃棄物用容器
	血液の付いた廃棄物やグローブなどの感染性廃棄物の上にふりかけ高圧蒸気滅菌の際に発生する異臭を消臭する薬剤
	患者ごとに交換するためのバースタンド（筆者は保険と自費で色分けしている）
	在宅患者用歯ブラシ吸引システム
	ブラシやスワブと併用することで歯垢や舌苔の除去を容易にするアルコールフリーの液体歯磨き
	口唇や口腔粘膜を柔らかくして潤いを与える．吸収できなかったものにも作用する薬用歯磨き
	吸引ハンドルに取り付ける部品．吸引ブラシで取り切れない汚染物を回収するバキュームチップ
	在宅患者ごとに交換可能な吸引ハンドル．ディスポーザブルセット
	在宅患者ごとに交換可能な吸引ブラシ
	ディスポーザブル吸引ハンドルセット
	在宅患者の 8 時間ごとの口腔内清掃する際に用いる 3 本セットキット　1 人 1 パック
	洗口剤を含浸したノンアルコールガーゼ
	汚れを除去しやすいジェルタイプで，保湿剤もなじみやすい柔らかいスポンジ

索引
(和文・欧文の順で掲載)

【和文】

あ

- 穴あきドレープ　56, 58
- アナフィラキシーショック　55
- アナフィラキシー補助治療剤　55, 56
- アルコール製剤　47, 105, 127
- アルジネート溶解剤　59
- アロマディフューザー　25
- アロマテラピー　25

い

- 医科用ディスポーザブルシーツ　30
- 易感染性宿主　133
- 位相差顕微鏡　17
- 医薬品管理簿　137
- 医療安全　136
- 医療安全管理委員会(医療安全ミーティング)議事録　137
- 医療安全管理研修会報告書　137
- 医療安全行動目標　138
- 医療機器月次点検チェックシート　137
- 医療機器始業点検チェックシート　137
- 医療機器の保守点検計画・記録表　137
- 医療事故・医事紛争事例報告書　137
- 医療用イグザミネーショングローブ　51
- イルガサン DP-300　88
- 印象模型除菌クリーナー　88
- 院内ヒヤリ・ハット事例報告書　137
- インフォームドコンセント　38

う

- ウォッシャーディスインフェクター　16, 68

え

- エアロゾル　36, 58, 116
- エアロゾル対策　14
- 液体殺菌漂白剤　60
- エジェクター　70, 72, 106
- エチレンオキサイドガス(EOG)滅菌　75, 82, 92
- エチレンクロルヒドリン　75
- エックス線撮影機器　102
- エピペン®　56
- 塩素臭　88

お

- オートクレーブ専用の消臭剤　129
- 欧州の感染予防対策基準　101
- 汚染物運搬専用棚　16
- 温度センサー　75

Index

か

カートリッジ式注射器 …………………… 124
改正医療法 ……………………………… 137
外注技工物 ……………………………… 90
カウンタークロス ………………………… 118
角カスト ……………………………… 48, 72
過酸化水素ガスプラズマ滅菌 ………… 66, 100
過酸化水素ガスプラズマ滅菌器 ………… 82
過酸化水素水 …………………………… 82
加湿器 …………………………………… 26
ガス乾燥機 …………………………… 36, 58
ガス濾過滅菌フィルター ………………… 114
ガス滅菌 ………………………… 66, 74, 101, 134
紙セロファンタイプの滅菌バック ……… 100
紙練板 …………………………………… 92
換気 ………………………………… 14, 88
観血処置 …………………………… 31, 32, 133
完全個室 ………………………………… 14
感染症キャリアのエアロゾル …………… 36
感染性廃棄物 ………………………… 104, 128
含嗽時間 ………………………………… 54
寒天アルジネート連合印象 ……………… 86
乾熱滅菌 …………………………… 74, 101
乾熱滅菌器 ……………………………… 72
眼粘膜からの感染 ……………………… 40
観葉植物 ………………………………… 24

き

キガカリ状態 …………………………… 137
義歯ブラシ ……………………………… 134
逆汚染対策 ………………………… 113, 114

逆流防止弁 ……………………………… 96
給水タンク ……………………………… 112
吸水マット ……………………………… 18
急性期口腔機能管理料 ………………… 134
強酸性水 ………………………………… 83
強制排気 ………………………………… 75
強力換気扇 ……………………………… 14
金属製器具の滅菌方法 ………………… 74
キンバリー事件 ……………………… 96, 103

く

空気清浄器 ……………………………… 20
クラスS ……………………………… 74, 101
クラスN ……………………………… 75, 101
クラスB ……………………………… 74, 101
クリーンスリーブ ………………………… 108
グルタラールアルデヒド製剤 …………… 83
グルタラールアルデヒド中和剤 ………… 85
車椅子 …………………………………… 18
クロルヘキシジングルコン酸塩によるアナフィラキシーの報告 ……………………………… 55

け

歯科用バキューム ……………………… 70
血圧計 …………………………………… 31
血液検査 …………………………… 31, 127, 133
血液検査依頼書 ………………………… 33
血液溶解洗浄剤 ………………………… 60
結核 ……………………………………… 39
検査培養機器 …………………………… 17

151

索引

こ

- ゴーグル ……………………………… 38, 40, 41
- 誤嚥性肺炎 ………………………………… 133
- 高圧蒸気滅菌 …………………………… 66, 74
- 高圧蒸気滅菌器 ………………………… 66, 100
- 抗菌性せっけん …………………………… 46
- 口腔外消毒 ………………………………… 56
- 口腔内カメラ …………………………… 31, 66
- 口腔内消毒 ………………………………… 54
- 口腔外バキューム ……………………… 14, 116
- 交差感染 …………………………………… 72
- 高真空高温方式(pre-vacuum) …………… 75
- 構造計算 …………………………………… 11
- 国立感染症研究所研究班 ………………… 96
- 骨粗しょう症 ……………………………… 29
- ゴムタイプマスク ………………………… 40
- コンサルティングテーブル ……………… 17
- コンプレッサー …………………………… 114
- コンプロマイズドホスト ………………… 133
- コンポジットレジン充填器 ……………… 74

さ

- サージカルマスク ………………………… 39
- 採血 ………………………………… 33, 127
- 在宅診療 …………………………… 133, 134
- 擦式消毒用アルコール製剤 ……………… 46
- 産業廃棄物管理票(マニフェスト) …… 103, 128
- サンスティック-D ………………………… 32

し

- 次亜塩素酸ナトリウム …………………… 83
- 次亜塩素酸ナトリウム中和剤 …………… 85
- 次亜塩素酸ナトリウム溶液 ……… 59, 86, 134
- 紫外線殺菌灯 ……………………………… 92
- 紫外線殺菌灯付きスリッパ・下足入れ … 22
- 紫外線保管庫 ……………………………… 73
- ジクロロイソシアヌル酸 ………………… 88
- 周術期口腔機能管理計画の策定 ………… 135
- 手指衛生 …………………………………… 46
- 手指スクラブ ……………………………… 46
- 手術用滅菌グローブ ……………………… 51
- 重力置換方式高圧蒸気滅菌器 …………… 92
- 準清潔区域 ……………………………… 10, 16
- 笑気吸入鎮静器 …………………………… 15
- 食洗器 ……………………………………… 69
- 除菌洗剤 …………………………………… 59
- 除湿器 ……………………………………… 18
- 塵埃数 …………………………… 20, 117, 119
- 浸漬兼超音波洗浄器用洗浄剤 …………… 68
- 診療システム案内ファイル ……………… 28
- 診療用シューズ …………………………… 42
- 身体的動作の不具合 ……………………… 24

す

- 水平感染 …………………… 31, 74, 134, 137
- スタッフのキャップ ……………………… 38
- スタンダードプレコーション …………… 51
- ズックタイプのシューズ ………………… 42
- スプレーガン ……………………………… 91
- スポイド瓶 ………………………………… 65

Index

スポルディングの分類 …………………… 72
スポンジモップ …………………………… 120
スリーウェイシリンジ ……………… 36, 70, 72, 106
スワブ消毒 ………………………………… 22, 66

せ

清潔区域 …………………………………… 10, 16
設計図面 …………………………………… 10, 11
切削器具 ……………… 14, 36, 75, 96, 112, 133, 136
切削器具用自動注油装置 ………………… 98
石膏ボード ………………………………… 13
石膏溶解剤 ………………………………… 89
石膏用水除菌剤 …………………………… 88
舌ブラシ …………………………………… 134
セミクリティカル ………………………… 72
全顎撮影用カメラ ………………………… 66
センサーアロマエコフィール …………… 25
染色検査 …………………………………… 17

そ

創部感染発生率 …………………………… 51
層流方式 …………………………………… 14
速乾性擦式手指消毒 ……………………… 47
速乾性擦式手指消毒剤 …………………… 49

た

タービン・エンジン専用洗浄剤 ………… 97
タービンハンドピース（THP） ………… 96
耐貫通性廃棄物容器 ……………………… 126
多剤耐性菌の抑制 ………………………… 36

脱臭剤 ……………………………………… 22
脱錆剤 ……………………………………… 79
脱錆処理 …………………………………… 76
タッチ式自動扉 …………………………… 18
タンパク性物質 …………………………… 46

ち

チオ硫酸ソーダ …………………………… 83
中空管 ……………………………… 70, 75, 96
中空管状構造 ……………………………… 75
中空糸膜フィルター ……………………… 113
中水準消毒薬 ……………………………… 86
超音波洗浄 …………………………… 66, 68, 134

て

手洗いシンク ……………………………… 14
手洗い用石けん液 ………………………… 49
低温乾熱滅菌 ……………………………… 90
ディスポーザブルガウン ………………… 37
ディスポーザブル白衣 …………………… 37
ディスポーザブル糊付き穴あきドレープ ……… 58
ディンプルトレー ………………………… 65
電解酸性水 ………………………………… 85
電気乾燥器 ………………………………… 60
天井型強力換気扇 ………………………… 14, 116
デンタルスティックⅡ …………………… 32
電動注射器 ………………………………… 106
電動歯ブラシ ………………………… 106, 134
テンミニッツアロマライト ……………… 25

153

索引

と

同意書	32, 34, 127
ドクターキャップ	37
土質調査	12
ドライモップ	120

に

ニードルディスポーザー	124
二重扉	20
ニトリル製イグザミネーショングローブ	52
日本歯科医学会	96
日本歯科医師会	137
日本補綴歯科学会	86, 93
乳化型潤滑防錆剤	79

ね

| ネオヨジンガーグル液 | 54 |
| 熱水消毒 | 68 |

の

| ノータッチディスペンサー | 105 |
| ノロウイルス | 19, 119 |

は

パーティクルカウンター	117
ハイリスクグループ	30
パイプクリーナー	122
パウダー付き医療用手袋	53
パウダーフリー手袋	53
バキュームチップ	72
曝露事故	124, 127
曝露事故報告書	127
発錆	76
バリアパケット付きフィルム	102
針刺し切創	124, 127
パルスオキシメーター	31
万能クリーナー	89

ひ

非感染性廃棄物	128
非抗菌性せっけん	46
ヒモタイプマスク	40
ヒヤリ・ハット・キガカリ	137

ふ

風防室	20
フェイスシールド	38, 41
不潔区域	10, 16
不織布の穴あきドレープ	58
不織布製のディスポーザブル製品	37
フタラール製剤	83
フットセンサー方式	19
プリオン対策	101
噴射型洗浄	68
噴射型洗浄器用洗浄剤	69

へ

| ペルオキソ硫酸水素カリウム | 105 |
| 便座除菌クリーナー | 23 |

ほ

- ボーリング調査 ………………………………… 12
- ボールベアリング ……………………………… 96
- 防水シーツ ……………………………………… 30
- 防錆処理 ………………………………………… 76
- 防曇加工 ………………………………………… 41
- 防犯カメラ ……………………………………… 19
- ホスピタルクロス ……………………………… 120
- 保険証 …………………………………………… 28
- 補綴歯科治療過程における感染対策指針の概要 …… 93
- ポビドンヨード ………………………………… 54
- ポビドンヨードガーグル剤 …………………… 54
- ポビドンヨードスクラブ液 …………………… 49
- ホルマリンガス滅菌器 ………………………… 75

ま

- マイクロファイバーモップ …………………… 120
- マイクロモーターハンドピース（MMHP） …… 96
- マスク …………………………………………… 38
- 丸カスト ………………………………………… 59

む

- 無菌的装着方法 ………………………………… 49

め

- 滅菌ガウン ………………………………… 36, 49
- 滅菌・消毒室 …………………………………… 16
- 滅菌済み運搬専用棚 …………………………… 16
- 滅菌グローブ ……………………………… 36, 49
- 滅菌タオル ………………………………… 40, 84
- 滅菌バック ………………………………… 73, 92
- 滅菌バックシール器 …………………………… 72
- 滅菌ブラシ ……………………………………… 47
- 滅菌保証ガイドライン ………………………… 85

も

- もみ洗い ………………………………………… 47
- 問診票 …………………………………………… 28

や

- 薬液計量ディスペンサー ……………………… 54
- 薬液消毒 ………………………………………… 83
- 薬物アレルギー ………………………………… 29

ゆ

- 床用洗浄除菌クリーナー ……………………… 121

よ

- ヨードアレルギー ……………………………… 55
- ヨード製剤 ……………………………………… 127
- 用手洗浄 ………………………………………… 71
- 養生テープ ……………………………………… 106

ら

- ラップカッター ………………………………… 107
- ラテックス製イグザミネーショングローブ …… 52
- ラバーダム防湿法 ……………………………… 130

索引

り

リキャップ ………………………………… 124
両性界面活性剤 …………………………… 118

ろ

濾紙検査法 ………………………………… 33

【欧文】

B

BI（バイオロジカルインジケーター）………… 50, 75
B 型肝炎ワクチン …………………………… 35

C

CAE・BAC 含有エタノール液 ……………… 105
CI（ケミカルインジケーター）……………… 50, 75

E

EN13060 ……………………………… 74, 101

H

HBs 抗原 …………………………………… 34
HBV …………………………… 72, 119, 137
HCV …………………………… 72, 119, 137
HCV 血液検査 ……………………………… 31
HCV 抗体 …………………………………… 34
HIV ……………………………… 34, 72, 119, 137
HTLV-1 ………………………… 34, 72, 137

M

MRSA ……………………………………… 119

MRSA 保菌者 …………………………… 133

N

N-95 マスク ………………………………… 39

O

OSHA（米国労働安全衛生局）……………… 36

S

SQUDO（スキュード）……………………… 70

T

TPHA …………………………… 34, 72, 137

U

ULPA フィルター ………………………… 120

V

VRE ………………………………………… 119

おわりに

　本書を執筆している最中に，あるオンラインでつぎのような記事を目にした．それによると，勤務している歯科医院ではグローブやエプロンの交換を患者ごとにしておらず，歯科医師も手洗いが不徹底であるという．この不衛生な環境についてどこに相談するべきであるか，という内容であった．意を決して直接改善を申し上げたものの，状況はほとんど変化がなかったとのことである．

　記事ではさらに，タービンハンドピースなどの診療器具の滅菌・保管方法などに及んでおり，それらの不適切な状況が細かく記述されていた．これは正に，長年勤務しているスタッフからの内部告発ではなかろうか．

　一方的な告発のみでは判断できないが現実に近いものであろう．やはり諸外国のような，告発によるGメンの出動以外には是正する術がないのかもしれないと思われる．楽しくない現実がここにある．

　現在，超高齢社会を迎えているわが国において口腔ケアや在宅診療は最重要課題であることは事実である．しかしそれ以前に，歯科医療機関の約9割がクリニック規模であり，各患者の血液検査が実施にいたらないまま，頻繁に観血処置が施されているという現状がある．

　この現実を受け止め，来院するすべての患者に高水準の歯科医療を施すためには「歯科医院の清潔環境の保持」がもっとも重要であり，メーカーが頻繁に開催しているインプラント手術における感染予防対策のみならず，何百倍もの頻度で実施されている通常の歯科の施術における感染予防の充実こそ早急に改善を要する事項であると筆者は考える．そして筆者は40年余の臨床経験を振り返り，この「清潔環境の保持」には多大なる費用と労力を注がなければ達成することは不可能であると考えている．

　しかし，現在の歯科医療保険制度では，この達成は難しいと言わざるを得ない．今回の医療保険制度の点数の改正にあたって，「口腔ケア関連」の点数は徐々に優遇されてきているように見受けられるが，通常の一般歯科診療室における歯科医療達成のための「感染予防対策関連」の点数化は残念ながら皆無であった．

　今後，国民の理解のもとに「歯科外来診療環境体制加算」とは別個に，医科における無菌治療室管理加算，医療安全対策加算，感染防止対策加算などのように，歯科にも早急な行政の支援は不可欠である．

　わが国においては歯科医院に関係する院内感染の報告は少ないが，諸外国においては1990年代のキンバリー事件をはじめとしてポーランド，アメリカ，オーストラリアなどから歯科医院に関連する院内感染の事例が多々報告されている．

　それらの国々の歯科医院が日本よりも極端に不衛生であるとは考えにくい．上記の内部告発からしても，日本でも同様に相当数の歯科医院における院内感染の発生が予測できる．ただ単に，徹底した追跡調査がなされていないのに過ぎないのではなかろうか．

　今後，わが国においても国立感染症研究所とは別に米国におけるCDCと同様に，感染の発症の原因究明に即座に動ける新しいセクションの創設を強く望むところである．そして，将来，発生する可能性のあるアウトブレイクに早急に準備する必要がある．米国CDCは年中無休，24時間体制で稼働している．われわれ，歯科医師は歯科衛生士，歯科助手，歯科技工士などの歯科医療職の方々とともに，歯科医院における院内感染予防対策に真摯に取り組み，日本の歯科医療を「世界で一番安全な歯科医療の実施国」と言われるように目指すべきである．

2017年3月
田口正博

謝辞

最後に本書を完成させるに際して，またこれまで筆者に対してご指導ならびにご協力を賜った方々のお名前を列挙し感謝の気持ちを表します．

赤峰昭文，新井高，荒川創一，荒木孝二，安藤智博，石井拓男，石川文一，五十嵐勝，石塚紀元，和泉一清，磯部茂，市村賢二，市村良雄，伊東隆利，伊藤美和子，伊藤洋一，今村嘉男，入江太朗，岩永大輔，岩谷眞一，牛島直文，宇井和彦，畦森雅子，浦出雅裕，江間誠一郎，尾家重治，大浦清，大口弘和，太田裕明，大久保満男，大久保憲，大嶋敏秀，大津晴弘，大塚康臣，大谷満，大畑和之，岡本俊宏，小川慎史，奥住捷子，小澤寿子，尾内一信，小山田一郎，賀来満夫，笠原則夫，鍛冶裕司，梶浦工，片倉孝子，神貴子，神谷省吾，神谷文雄，川口和子，川口哲郎，川口磨，川名林治，川見秀三，川村泰雄，菅野道夫，菊池進，岸本裕充，北島佳代子，北峯康充，木下英一，木村秀仁，木村哲，久木留廣明，隈部まさる，栗木恭治，栗原英見，栗屋辰雄，倉持信行，紅林尚樹，幸本竜二，古賀征二，小口春久，小嶋憲，小西美晴，小西敏郎，小林寛伊，小林菊生，小森康雄，近藤亮，斉藤善司，斎藤孝文，斎藤毅，斎藤祐一，齊藤祐平，酒井哲嗣，佐々木一高，佐々木高憲，坂田小百合，坂田充穂，佐久間克哉，佐古新，佐野司，佐和章弘，柴孝也，柴秀樹，柴田謙，篠崎文彦，須賀康夫，菅原えりさ，杉田達，鈴木文雄，須田英明，砂川光宏，住友雅人，関本恒夫，千田彰，染矢達廣，高津茂樹，高橋紀樹，田口イツ子，田口ベルタ，竹内敏郎，田島幸児，立川哲彦，橘大造，田中郷起，田中文夫，田中義弘，田荷孝子，谷みのり，谷垣信吾，玉澤かほる，玉澤佳純，長正英，辻明良，鶴貝隆男，戸田奈緒美，戸叶明，冨田真人，永井久博，中尾薫，中久木一乘，中原泉，中村洋，夏野雅博，西川美由紀，西村清，橋本章，橋本健，長谷川須美，林耕司，畠銀一郎，平井順，樋掛明洋，東克章，平田創一郎，平山聖二，深柄和彦，福岡雅彦，福田耕司，藤澤睦雄，藤田修二，藤田美土理，藤原富蔵，古屋紀一，古谷由美子，細越隆夫，堀内博，本田宏志，前澤浩美，前田伸子，正村明浩，間下喜一，増子良修，松尾通，松本文夫，水谷忠司，美島健二，宮崎隆，宮崎久男，宮里好益，向英俊，村岡博，茂木伸夫，茂久田篤，森永一喜，森本基，矢澤正人，安岡裕喜，矢野邦夫，矢野まゆ子，山口正孝，山崎秀雄，山崎泰由，山下隆，山田邦晶，山根貫志，山村順，山本嗣信，山本剛，横田兼欣，横田秀一，吉井尚，吉岡隆知，吉川寛，吉竹弘行，吉田敏明，吉田理香，吉永仁，吉野智，米山博己，依木清人，連利隆，渡邉郁馬，渡邊儀一郎，渡辺理雄，渡會睦子

以上，順不同，敬称略

平成 29 年 1 月 6 日に 92 歳で逝去した母 田口イツ子に本書を捧げます．

その他の参考文献

1. 池田正一．歯科医師がエイズ感染源に．日歯医師会誌．1991；44(9)：4-8.
2. CDC. Guidelines for Infection Control in Dental Healthcare Settings-2003. MMWR. 2003；52(RR17)：1-61.
3. 田口正博，西原達次，吉田俊介(訳)，小林寛伊(監訳)．歯科医療現場における感染制御のための CDC ガイドライン．大阪：メディカ出版，2004．
4. 田口正博．歯科医療における院内感染予防への第一歩．—できるところから始めよう—．東京：クインテッセンス出版，2005．
5. YOMIURI ONLINE．歯科の不衛生な環境に困惑．2016 年 3 月 1 日．
6. 中久木一乘．第 5 章清潔な歯科医院の実践．日本歯科評論増刊 2002．ストレスフリーの歯科医院づくり．診療環境の見直しで患者さん・スタッフ・歯科医師満足（稲葉 繁編著）．東京：ヒョーロン・パブリッシャーズ，2002：84-102．
7. Chlabicz S, Grzeszczuk A, Prokopowicz D. Medical procedures and the risk of iatrogenic hepatitis C infection : case-controlled study in north-eastern Poland. J Hosp Infect. 2004；58(3)：204-209.
8. 共同通信．7,000 人にエイズ検査要請 米南部の歯科で感染か？．2013 年 3 月 29 日配信．
9. 共同通信．12,000 人に HIV や肝炎の検査要請．2015 年 7 月 3 日配信．
10. 小林寛伊，吉倉廣，荒川宜親(編)，厚生労働省医薬局安全対策課(編集協力)．エビデンスに基づいた感染制御．東京：メヂカルフレンド社，2002．
11. 小林寛伊(編集)，一般社団法人日本医療機器学会(監修)．医療現場の滅菌改訂第 4 版．東京：へるす出版，2013．
12. 小林寛伊(編集)．消毒と滅菌のガイドライン 新版増補版．東京：へるす出版，2015．
13. 国立大学附属病院感染対策協議会(編)．病院感染対策ガイドライン 改訂第 2 版．東京：じほう，2015．
14. 大久保憲(編)．感染対策に必要なガイドライン これだけは！．大阪：メディカ出版，2015．

著者略歴

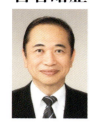

田口正博(たぐち　まさひろ)
愛生歯科医院 院長

1976 年	日本歯科大学卒業，日本歯科大学小児歯科学教室入局
1978 年	東京都豊島区にて愛生歯科医院を開設
1986 年	東京都足立区に愛生歯科医院を移転
1993 年 〜 1994 年	日本歯科医師会生涯研修セミナー講師
1996 年	日本臨床歯内療法学会学術大会において大会会長賞を受賞
2002 年 〜 2003 年	歯科医師臨床研修指導医講習会講師
2004 年	日本歯内療法学会学術大会において JEA 会長賞を受賞
2006 年	東京都新宿区に愛生歯科医院を移転・新設
2008 年	2007 年度日本歯内療法学会優秀論文賞を受賞
2009 年	昭和大学より博士(歯学)授与
同　年	昭和大学歯学部口腔病態診断科学講座兼任講師拝命
2010 年 〜 2011 年	一般社団法人日本歯内療法学会会長
2013 年	東京医療保健大学大学院医療保健学研究科臨床教授拝命
2015 年	日本歯科大学生命歯学部客員教授拝命
	首都圏滅菌管理研究会名誉会員拝命
現在に至る	

主な所属学会・資格など

米国歯内療法学会(Active Member)，日本歯内療法学会(専門医・指導医)，日本小児歯科学会(専門医)，日本環境感染学会(評議員)，日本医療機器学会(代議員)，ICD 制度協議会(インフェクションコントロールドクター)，首都圏滅菌管理研究会(名誉会員)，国際歯科学士会(フェロー)，日本食育協会(食育指導士)，アロマ環境協会(アロマテラピーアドバイザー・環境カオリスタ)，eco 検定(eco-people)

主な著書

在宅ケアと感染制御(共著・メヂカルフレンド社・2005 年)，新社会歯科学(共著・医歯薬出版・2005 年)，歯科医療における院内感染予防への第一歩 —できるところから始めよう—(クインテッセンス出版・2005 年)，歯科におけるくすりの使い方 2007-2010(共著・デンタルダイヤモンド社・2006 年)，ENDO で臨床を大きく変えよう(共著・クインテッセンス出版・2013 年)，感染対策に必要なガイドライン これだけは！(共著・メディカ出版・2015 年)，院内感染対策実践マニュアル(日本歯科医学会監修・共著・永末書店・2015 年)など著書多数

クインテッセンス出版の書籍・雑誌は、歯学書専用
通販サイト『歯学書.COM』にてご購入いただけます。

PCからのアクセスは…
歯学書 検索

携帯電話からのアクセスは…
QRコードからモバイルサイトへ

QUINTESSENCE PUBLISHING
日本

やればできる！　やらねばならぬ！
歯科領域の院内感染予防対策
―歯科医療従事者へのSuggestion 21―

2017年5月10日　第1版第1刷発行

著　者　田口正博（たぐちまさひろ）

発行人　北峯康充

発行所　クインテッセンス出版株式会社
　　　　東京都文京区本郷3丁目2番6号　〒113-0033
　　　　クイントハウスビル　電話(03)5842-2270(代表)
　　　　　　　　　　　　　　　　(03)5842-2272(営業部)
　　　　　　　　　　　　　　　　(03)5842-2279(編集部)
　　　　web page address　http://www.quint-j.co.jp/

印刷・製本　横山印刷株式会社

©2017　クインテッセンス出版株式会社　　　禁無断転載・複写
Printed in Japan　　　　　　　　　　　　落丁本・乱丁本はお取り替えします
ISBN978-4-7812-0557-1　C3047　　　　　定価は表紙に表示してあります